Rihab Dakhli
Yosra Gassara
Jilani Saafi

A Inteligência Artificial no Diagnóstico do Bruxismo

Rihab Dakhli
Yosra Gassara
Jilani Saafi

A Inteligência Artificial no Diagnóstico do Bruxismo

Inteligência artificial e bruxismo

ScienciaScripts

Imprint

Cover image: www.ingimage.com

This book is a translation from the original published under ISBN 978-620-6-77379-5.

Publisher:
Sciencia Scripts
is a trademark of
Dodo Books Indian Ocean Ltd. and OmniScriptum S.R.L publishing group

120 High Road, East Finchley, London, N2 9ED, United Kingdom
Str. Armeneasca 28/1, office 1, Chisinau MD-2012, Republic of Moldova, Europe
Printed at: see last page
ISBN: 978-620-7-94985-4

ÍNDICE

Introdução

A inteligência artificial é uma inovação tecnológica que recentemente trouxe mudanças consideráveis a várias áreas da medicina dentária (1,2). Para evitar erros aleatórios

dados insuficientes e dificuldades clínicas, a IA assumiu a liderança no desenvolvimento deste domínio (3). A IA está atualmente a ser utilizada num número crescente de ferramentas e software de medicina dentária para detetar anomalias anteriormente consideradas difíceis de tratar, das quais o bruxismo é a mais conhecida (1,3).

Para além disso, o bruxismo é difícil de diagnosticar antes de as suas consequências nefastas se estabelecerem (4). Devido a esta dificuldade, 90% das perturbações relacionadas com o bruxismo não são tratadas (5,6).

Além disso, a deteção do bruxismo através de métodos convencionais é morosa, pouco prática e dispendiosa, daí a recente utilização da IA para revolucionar as ferramentas de diagnóstico do bruxismo (7,8). A IA ultrapassou estas dificuldades, oferecendo soluções inovadoras e eficazes. Com a integração da IA, é possível o desenvolvimento de vários dispositivos práticos de rastreio ambulatório para avaliar o bruxismo, que são acessíveis, fáceis de manusear, não invasivos e oferecem vantagens de diagnóstico adicionais para a avaliação do bruxismo (5,9).

A IA transformou completamente o diagnóstico do bruxismo, permitindo um avanço significativo na deteção e diagnóstico precoce desta perturbação. Este progresso é essencial para melhorar a gestão do bruxismo e prevenir os seus efeitos adversos na saúde oral dos pacientes (5,7).

Neste trabalho, o nosso objetivo é apresentar o bruxismo e as ferramentas convencionais para o diagnóstico do bruxismo. Centramo-nos nas diferentes formas de diagnosticar o bruxismo, na contribuição da IA e nas novas tecnologias úteis para a deteção e diagnóstico precoce do bruxismo para melhorar o prognóstico. O nosso objetivo é contribuir para a melhoria das práticas de diagnóstico do bruxismo, destacando o potencial inovador da inteligência artificial nesta área crucial da saúde oral.

Bruxismo : Generalidades

1-Definição

A definição de bruxismo evoluiu completamente nos últimos anos, ultrapassando gradualmente o preconceito de que o bruxismo é sinónimo de ranger de dentes durante a noite (10,11). Com a progressão da investigação sobre os mecanismos do sono e as actividades musculares que também podem estar presentes durante a vigília, o conceito de bruxismo evoluiu de uma patologia ou disfunção para uma atividade motora que pode ser um sinal de condições subjacentes e pode até ter um possível significado fisiológico ou protetor. No documento de consenso de 2018, o BS é definido como atividade muscular mastigatória (MMA) durante o sono que pode ser rítmica (fásica) ou não rítmica (tónica) e já não é classificado como um distúrbio do movimento ou distúrbio do sono em indivíduos que, de outra forma, estariam bem(12). O bruxismo em vigília é definido como uma AMM durante a vigília que é marcada por contacto dentário repetitivo ou sustentado e/ou flexão ou impulso mandibular, e não é um distúrbio de movimento em indivíduos saudáveis(13).

2-Prevalência

A frequência do bruxismo na população em geral varia entre 8 e 31,4%, dos quais a BE apresenta 5% e a BS 16,5% (14-16). Varia de acordo com uma série de factores:

- Idade: o ranger de dentes é muito comum em crianças e baixo em idosos, de acordo com Petit et Coll (Figura 1).

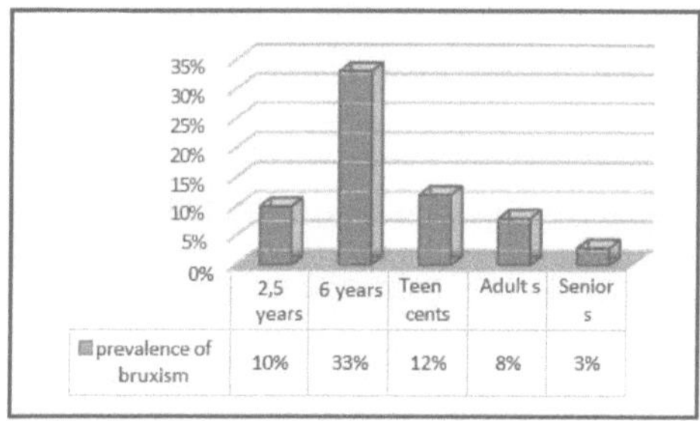

Figura 1: Variação da prevalência do bruxismo com a idade, desde as crianças até aos idosos (17)

- Género: as mulheres referem mais frequentemente bruxismo do que os homens, tanto a dormir como acordadas, sendo estas diferenças estatisticamente significativas:
  - ✓ 6,4% versus 3,2% para bruxismo acordado
  - ✓ 18,6% versus 13,9% para bruxismo do sono (18)
- Estatuto socioeconómico (SES): A BE e a BS são mais frequentes em grupos de alto nível socioeconómico (19,20).
- Tipo de bruxismo (circadiano): O BS é cerca de duas vezes mais comum do que o BE (20% vs. 8% em adultos). É muito comum que o BS continue durante o sono, apesar do facto de provavelmente não terem o mesmo mecanismo. Dependendo do centro sono-vigília, os seus efeitos podem acumular-se (16,20).

3-Fisiopatologia do bruxismo

"O bruxismo apresenta por vezes expressões "extremas" de um fenómeno banal." G. Lavigne

É essencial restabelecer a ligação entre fisiologia e patologia no caso do bruxismo (Quadro I). Por outras palavras, será o bruxismo uma expressão motora mais frequente ou mais forte (ou seja, excessiva) da atividade manducatória normal, em vez de uma entidade clínica distinta? É evidente que o bruxismo pode ser encontrado numa grande variedade de indivíduos assintomáticos, que alguns casos de bruxismo podem estar em risco de dor ou DAM, e que a DMARD relacionada com o sono também é encontrada em indivíduos sem este tique (21- 23).

O bruxismo é conhecido como uma função, especialmente nas crianças.

Permite:

- Gerir o stress e manter a homeostasia dos tecidos
- Estimular o crescimento craniofacial

No entanto, o bruxismo excessivo pode danificar o sistema manducatório e ser considerado patológico (24), como por exemplo :

- Desgaste dos dentes
- Fracturas dentárias ou restaurações fracturadas
- Mialgia dos músculos manducatórios
- Tensão muscular de manhã
- Dores de cabeça

Tabela I: O bruxismo é uma função, parafunção ou patofunção? (17)

Função	Parafunção	Pathofunção
Bruxismo funcional	Bruxismo ativo	Bruxismo grave (exagerado), estruturas dentárias frágeis, ou patologias associadas)

As queixas clínicas e as lesões ou dores associadas podem justificar a classificação do bruxismo como uma "parafunção" da vigília ou um distúrbio de movimento relacionado com o sono, mas os mecanismos que explicam o aparecimento do bruxismo permanecem sob investigação devido à falta de uma metodologia de diagnóstico padronizada (21,25).

4- Etiologias do bruxismo

As etiologias do bruxismo ainda não foram totalmente elucidadas, mas existe consenso de que é multifatorial (Figura 2)(26-28):

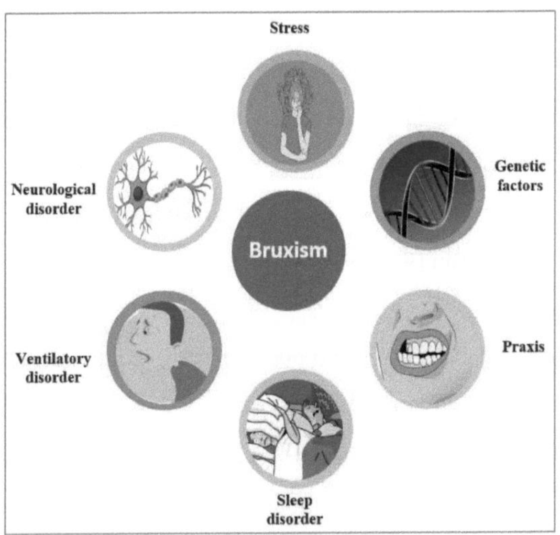

Figura 1: Etiologias do bruxismo

- Etiologias psicossociais :

- O stress, a ansiedade e os padrões de comportamento são os principais factores psicossociais do bruxismo. De facto, as pressões psicológicas associadas a ambientes stressantes, como os encontrados em ambientes académicos ou profissionais, podem aumentar a AMS, o que pode levar ao bruxismo. Estudos demonstraram que estratégias inadequadas para lidar com o stress podem agravar o distúrbio (29-34).
- Etiologias biológicas, fisiológicas e neuroquímicas:
  A patogenicidade do bruxismo é influenciada principalmente por estes factores. A hiperatividade muscular observada no bruxismo pode ser causada por alterações nas vias neurais e nos mecanismos de controlo neuromuscular. Além disso, foi demonstrado que o bruxismo está ligado a desequilíbrios neuroquímicos, tais como flutuações nos níveis de neurotransmissores como a serotonina ou a dopamina (29,30).

Perturbações da ventilação :

O bruxismo pode estar associado a distúrbios respiratórios, como a apneia do sono ou obstruções das vias aéreas. As interrupções do sono e os episódios de hipóxia associados a estas condições podem induzir a AMM durante o sono, favorecendo assim o desenvolvimento de bruxismo noturno (4,30,35).

- Praxis :
  A manifestação do bruxismo pode ser influenciada pelo planeamento e execução de movimentos voluntários. A atividade involuntária dos músculos mastigatórios observada nos bruxómanos pode dever-se a défices na coordenação motora e na propriocepção, particularmente na mandíbula (4,30,33,36).

Perturbações do sono :

Os distúrbios do sono, como a insónia, a apneia do sono e os distúrbios do ritmo circadiano estão frequentemente associados ao bruxismo. O bruxismo noturno pode ser agravado por perturbações do sono, tais como microdespertares e ciclos de sono interrompidos (26,30,37).

Etiologias genéticas :

A suscetibilidade ao bruxismo é influenciada por factores genéticos. Estudos familiares e genéticos revelaram variantes genéticas ligadas a este distúrbio, indicando uma predisposição genética em alguns indivíduos (30,32,33). (29,30).

Em conclusão, o bruxismo é uma perturbação complexa resultante da interação de múltiplos factores etiológicos, tais como factores psicossociais, fisiológicos e genéticos. Uma abordagem integrada que tenha em conta estes diferentes aspectos é essencial para a correcta avaliação e gestão do bruxismo (8).

5-Classificação do bruxismo

5-1-Bruxismo durante o sono e acordado

5-1-1- Bruxismo do sono

O bruxismo do sono está associado a uma atividade muscular marcada por uma das três seguintes (24,26,37):

Atividade muscular rítmica fásica (três ou mais ataques de contracções a uma frequência de 1 Hz) responsáveis pelo guincho.

Uma atividade sustentada chamada tónica (uma contração que dura mais de 2 s) responsável pelo aperto e tensão.

Uma atividade mista tónica e fásica.

5-1-2-Acordar o bruxismo

As pessoas que sofrem de bruxismo acordado são geralmente capazes de se controlar, pelo que o impacto é mínimo. O bruxismo é caracterizado por cerrar os maxilares e, raramente, por ranger os dentes. (19,24)

5-2- Bruxismo primário e secundário

Esta classificação baseia-se na etiologia exacta do bruxismo. A tendência atual é diferenciar entre estes tipos (38).

- O bruxismo primário ou idiopático não tem causa identificada, é provavelmente
multifatorial e ligada à exacerbação de factores psicossociais.

- Bruxismo secundário ou iatrogénico, consequência de problemas médicos e neurológicos (doença de Parkinson, apneia do sono...), farmacológicos (medicamentos como neurolépticos e antidepressivos...), psicológicos (stress, ansiedade...) e de algumas substâncias como o tabaco, o álcool...

5-3- Bruxismo estático e dinâmico

5-3-1- Bruxismo estático

O bruxismo estático, também conhecido como "apertamento", descreve o cerramento dos dentes, na maioria das vezes produzido pela OMI, resultante de um apertamento prolongado, sem movimento lateral da mandíbula(39). Isso explica a dor relatada pelos pacientes nos músculos masseter e temporal, e na região do pescoço e ombros.

5-3-2-Bruxismo dinâmico

Moagem: Manifesta-se pelo movimento da mandíbula. Ocorre voluntariamente durante a noite no caso do bruxismo primário, com ruídos de trituração audíveis durante a noite. O ranger é raro na BE, exceto no bruxismo secundário associado a disfunções neurológicas. Este tipo de movimento envolve essencialmente tensões horizontais. O ranger é mais prejudicial do que o cerrar dos dentes, nomeadamente para os tecidos dentários(39).

Tocar: Traduz-se por um "bater de dentes" durante o sono. Os DMARDs involuntários ditam estes movimentos orofaciais. Estes movimentos são expressos por uma série de contactos dentários curtos e de frequência rápida. Tremor: Nesta forma de bruxismo, as forças são distribuídas alternadamente, caracterizando-se por tensão de distensão e compressão nos colos dentários.

5-4- Bruxismo ligeiro, moderado ou grave

Em função do grau de desgaste dentário do paciente, existem quatro estádios de bruxismo (Quadro III). Rozencweig fala de bruxismo para os dois primeiros estádios, enquanto que para os dois últimos se refere à "bricose", uma forma mais grave de bruxismo que continua a designar por "hiper-bruxismo" (40).

Tabela II: Fases de gravidade do desgaste dentário (40)

Classificação das diferentes fases do desgaste dentário		
Bruxismo	Fase I	Uso de correio eletrónico, com menos de três pares de dentes preocupados.
	Fase II	Desgaste isolado do esmalte e da dentina, com menos de seis pares de dentes envolvidos.
Bricose	Fase III	A dentina é verdadeiramente visível (sem ilhas), com mais de seis pares de dentes envolvidos.
	Fase IV	O desgaste estende-se para além do meio das coroas

5-5- Bruxismo em crianças

As crianças em idade pré-escolar (durante o período da dentição temporária) têm frequentemente bruxismo noturno excêntrico (39,41). Esta é uma função normal que estimula o crescimento. O fim do bruxismo é geralmente marcado pelo fim do período de crescimento dentário e psicológico. O bruxismo nas crianças é geralmente temporário e resolve-se com a instalação dos dentes permanentes (Figura 3) (42).

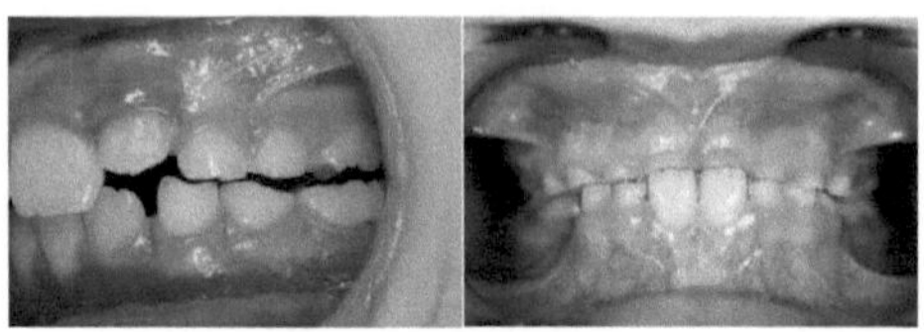

Figura 2: Bruxismo em crianças (41)

Como identificar o bruxismo: critérios de diagnóstico?

1- Classificação do diagnóstico do bruxismo em função dos meios de avaliação

Podem ser utilizados vários meios para identificar o bruxismo, tais como:

- Autoavaliação do doente e resultados de perguntas (questionários normalizados);
- Exame clínico: história oral, inspeção extra-oral e intra-oral, exame funcional;
- Ferramentas adicionais como mapeamento, registos de eletromiografia e polissonografia;

Foi proposta uma classificação de diagnóstico do bruxismo para determinar a probabilidade de uma determinada avaliação do bruxismo produzir um resultado válido. Este sistema é considerado "cumulativo" (43). De facto, o diagnóstico de bruxismo "definitivo" deve basear-se numa autoavaliação, num exame clínico rigoroso e numa polissonografia com gravações áudio e vídeo (7,44)), o que não é de todo prático.

Por conseguinte, sugere-se que adoptemos este sistema de (9,12,27):

A possibilidade de bruxismo durante o sono ou a vigília baseia-se apenas numa autoavaliação positiva.

O bruxismo provável durante o sono ou a vigília baseia-se numa inspeção clínica positiva, com ou sem autoavaliação positiva.

O bruxismo do sono/despertar determinado/definido baseia-se numa avaliação instrumental positiva, com ou sem autoavaliação positiva e/ou inspeção clínica positiva.

2- Questionário médico

A entrevista pessoal baseia-se na síntese de informações subjectivas. Uma vez recolhidas as informações subjectivas e objectivas, o médico pode aperfeiçoar o seu diagnóstico(13).

2-1- Entrevista com o doente

É uma avaliação baseada no relato do próprio doente, englobando tanto o BS, BE como as queixas do doente, com dados baseados na autoavaliação do doente (7),13).

Para o BS, são utilizadas perguntas seleccionadas da lista de verificação do comportamento oral para relatar o hábito atual/do último mês de cerrar ou ranger os dentes durante o sono, com base nas informações fornecidas pelo paciente. Os mesmos relatórios também são necessários para a história clínica.

Em alternativa, para avaliar o BE, são utilizadas perguntas seleccionadas da lista de verificação de comportamentos para relatar os hábitos actuais/do último mês de ranger de dentes, cerrar os dentes, contacto dento-dentário e colocação de suporte mandibular.

2-2- Questionários

Os questionários são utilizados para recolher informações sobre o bruxismo, as suas causas e possíveis efeitos. Na prática quotidiana, os questionários são mais úteis quando administrados durante a consulta inicial (Quadro III).

Tabela III: Auto-questionário para o diagnóstico da SB de acordo com Koyano & Tsukiyama, 2012 (10)

-Alguém te ouviu a ranger os dentes no noite?	Sim	Não
-O seu maxilar está sempre cansado ou fatigado? quando acordas de manhã?	Sim	Não
-Os seus dentes doem quando acorda de manhã?	Sim	Não
-Os seus músculos doem de manhã? quando acordas?	Sim	Não
-Tem consciência de que range os dentes durante o dia?	Sim	Não
-Tem consciência de cerrar os dentes durante o dia?	Sim	Não

O resultado é considerado positivo se o paciente responder positivamente a pelo menos duas perguntas (é considerado um bruxista). Por outro lado, a autoavaliação

A avaliação é subjectiva, o que compromete a sua validade. No entanto, pode ajudar a orientar o clínico para um diagnóstico (5,13).

Utilizamos igualmente questionários concebidos para fins de investigação (7):

Factores e condições que podem ter uma associação etiológica ou comórbida com o bruxismo

- O estado psicossocial do doente
- Perturbações do sono (STOP-BANG)
- Perturbações não relacionadas com o sono (NSD)
- Factores adicionais
- Posição de dormir
- Relatório sobre os hábitos orais durante as horas de vigília
- Tempo passado a utilizar o smartphone (screentime)
- O questionário de seis perguntas sobre a doença do refluxo gastro-esofágico (GERD-Q)
- O rácio de diagnósticos conhecidos de doenças auto-imunes e/ou perturbação de défice de atenção e hiperatividade (45)
- Recolha de informações sobre a medicação prescrita e avaliação da toxicodependência
- O relato do paciente sobre o uso de drogas e substâncias
- História conhecida de bruxismo e outras condições associadas (desgaste dentário,

  apneia obstrutiva do sono, dor orofacial, doença do refluxo gastroesofágico) na família.

3- Avaliação clínica (os meios convencionais)

3-1-Elementos do exame clínico

A avaliação clínica inclui o exame das articulações e dos músculos, dos tecidos intra-orais e extra-orais, dos dentes e das restaurações(13).

3-2- Sinais clínicos e consequências orofaciais do bruxismo

Os contactos dento-dentários só ocorrem naturalmente durante a mastigação ou a deglutição. A duração máxima da oclusão intercuspidiana é de cerca de 15 minutos por dia. Para além disso, um contacto demasiado prolongado é anormal e, por conseguinte, considerado patológico no caso do bruxismo. Os efeitos do bruxismo manifestam-se de forma diferente. Apenas 6% dos indivíduos que sofrem de bruxismo excessivo e repetitivo apresentam problemas orofaciais a médio e longo prazo. Explicaremos estes problemas em pormenor mais adiante (40).

3-2-1- Sinais dentários e consequências

3-2-1-1-Attrição :

Trata-se de um desgaste mecânico causado por fricção direta e contacto dentodentário (bruxismo do tipo ranger) (Figura 4).

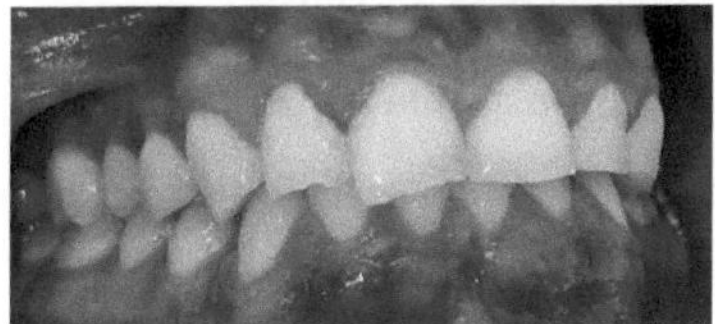

Figura 3: Atrito dos dentes

As superfícies dos dentes tornam-se duras, lisas e brilhantes, planas ou côncavas devido ao desgaste (46). Os dentes antagónicos interligados mostram a mesma morfologia de desgaste espelhada. Superfícies de desgaste brilhantes também podem ser observadas em restaurações protéticas (47). Uma vez que a AMM se limita, na maioria das vezes, a um movimento de propulsão lateral, este atrito é observado principalmente nos caninos e incisivos superiores. No entanto, existem também movimentos de propulsão, retropulsão, lateralidade pura ou uma combinação destes. A instabilidade oclusal ocorre quando as superfícies de contacto aumentam (48). A atrição afecta pré-molares e molares, podendo mesmo estender-se para além do meio da coroa dentária quando já não existem guias funcionais. Isso corresponde ao estágio 4 da classificação de Rozencweig (49).

3-2-1-2- Pasta encolhimento :

O desgaste associado ao bruxismo é progressivo e lento, permitindo que a polpa crie uma barreira protetora de dentina esclerótica. A estrutura de dentina recém-formada delimita o volume pulpar, dando a impressão de uma polpa retraída (Figura 5) (50).

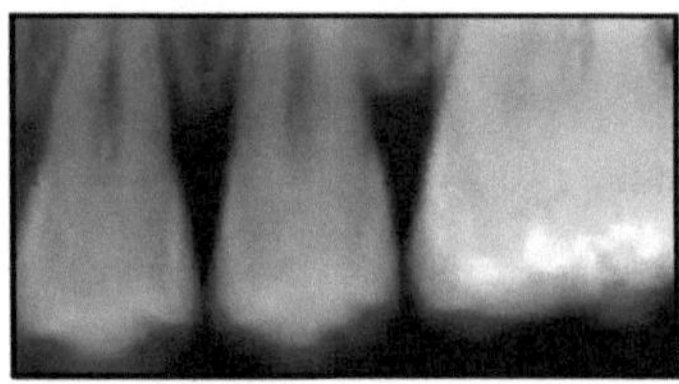

Figura 5:Retração do volume pulpar e degeneração fibrosa na câmara pulpar do 26 (17)

3-2-1-3- Degenerescência do cálcio :

São calcificações que se formam na polpa dentária. Estes aglomerados de tecido calcificado podem ser encontrados na câmara pulpar ou nos canais radiculares (Figura 6) (50).

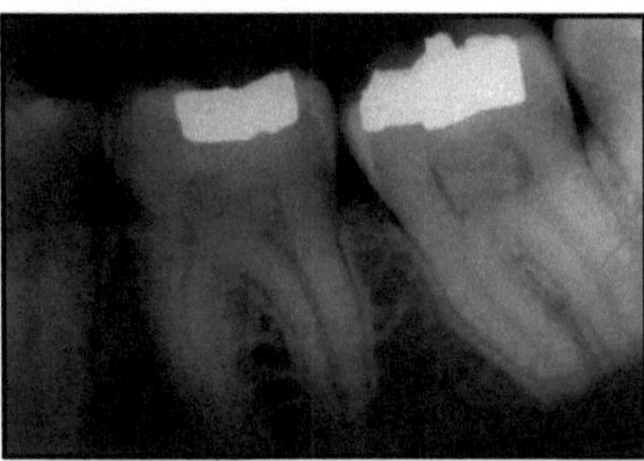

Figura 6:Radiografia retroalveolar ilustrando a presença de calcificação da câmara pulpar do 36 e 37 (17)

3-2-1-4- Reabsorção :

As reabsorções podem ser devidas ao stress mecânico causado pelo bruxismo. Estas podem ser externas ou internas, perfurantes, cervicais ou apicais. As reabsorções internas, quando perfurantes, são difíceis de detetar.

3-2-1-5- Hipersensibilidade ty :

A sensibilidade dentária, por vezes descrita como dor, particularmente ao ar e à água fria, é conhecida como hipersensibilidade dentária. Observa-se principalmente nas fases 3 e 4 da classificação de Rosenzweig. Embora não seja específica do bruxismo, pode ser uma consequência.

3-2-1-6- Polpa necrose :

O microtrauma repetido induzido pelo bruxismo pode levar à mortificação asséptica da polpa (necrobiose), resultante da rutura traumática do feixe vásculo-nervoso. A necrose asséptica ocorre geralmente nos incisivos superiores.

3-2-1-7- Fenda, fissura, fratura :

O bruxismo pode levar a uma sobrecarga oclusal. Numa fase posterior, isto pode levar a fissuras e mesmo a fracturas nos dentes e nas próteses, particularmente no caso de um periodonto espesso. Nos bruxistas, as fracturas das cúspides são as mais comuns (Tabela IV) (24).

Mesa I: As fracturas dentárias são classificadas em cinco categorias (51)

1	Fissuras superficiais do esmalte sem sintomas dentário
2	Uma fratura de cúspide
3	Um dente fissurado (fratura longitudinal incompleta) dente "
4	Um dente fissurado (com uma fratura longitudinal completa) ou " dente rachado".
5	Fratura vertical da raiz

- As fracturas dentárias são classificadas em cinco categorias (52). A abordagem de diagnóstico baseia-se na observação clínica e na utilização de testes específicos, tais como:

- Análise visual, assistência ótica
- Exame da mordedura
- Teste de vitalidade da polpa
- Teste de percussão
- Ensaio com o corante azul de metileno
- Sondagem periodontal
- Transiluminação
- Radiografias

3-2-2- Sinais e repercussões nos tecidos moles

3-2-2-1- Linea alba :

Trata-se de uma linha branca de hiperqueratinização. Está presente no interior das bochechas, em frente aos molares. A sua presença está frequentemente associada ao bruxismo (Figura 7) (51,53).

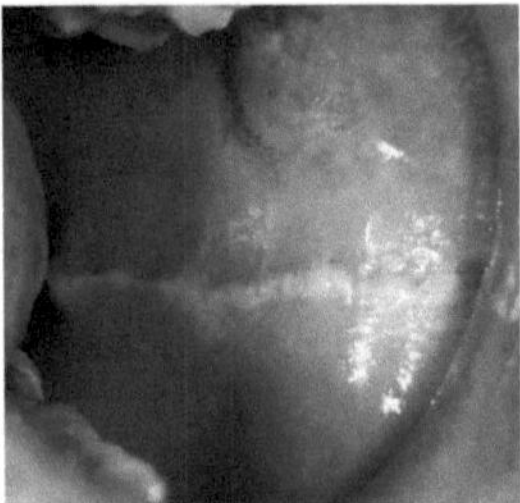

Figura 7: Linha alba ou linha de mordedura (51)

3-2-2-2- Indicações linguísticas:

Estas são as impressões dentárias nos bordos laterais da língua causadas pelo cerramento dos dentes (Figura 8) (24).

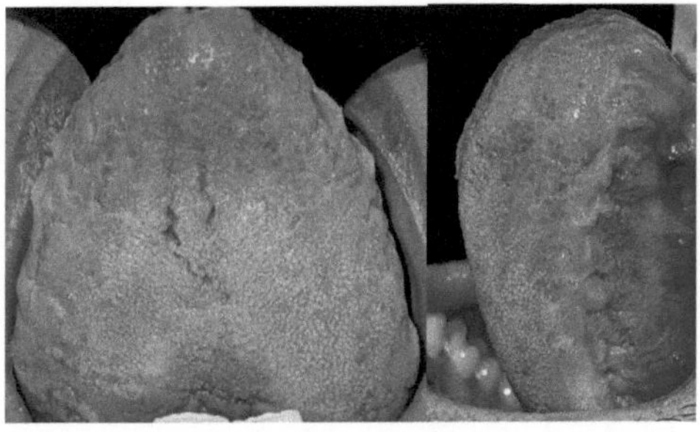

Figura 8: Recuos linguais causados pela compressão forçada da língua nas superfícies linguais.

3-2-3- Sinal periodontal

Os sintomas vão afetar a gengiva, o desmodonte, o cemento e o osso alveolar, com vários fenómenos, tais como alterações dos tecidos, reabsorção gengival, remodelação das fibras desmodontais, reabsorção do cemento e reabsorção óssea ou, pelo contrário, desenvolvimento ósseo (toros mandibulares) (17,54).

3-2-3-1- Mobilidade dentária

Demasiados traumas repetidos nos dentes podem levar à mobilidade dentária na ausência de doença periodontal (Figura 9) (24,55).

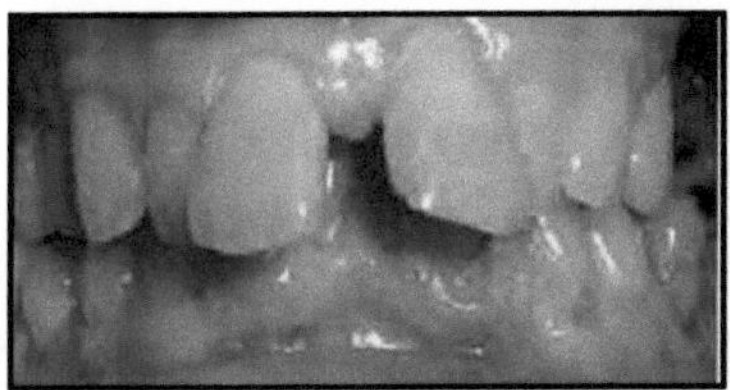

Figura 94mobilidade dentária (17)

A tensão excessiva e alternada leva à degeneração e necrose do ligamento periodontal, à reabsorção do osso alveolar adjacente e, por vezes, à reabsorção radicular. É evidente que Mühlemann demonstrou que as parafunções traumáticas estimulam mais os dentes do que a simples mastigação (56).

3-2-3-2-Recessão gengival :

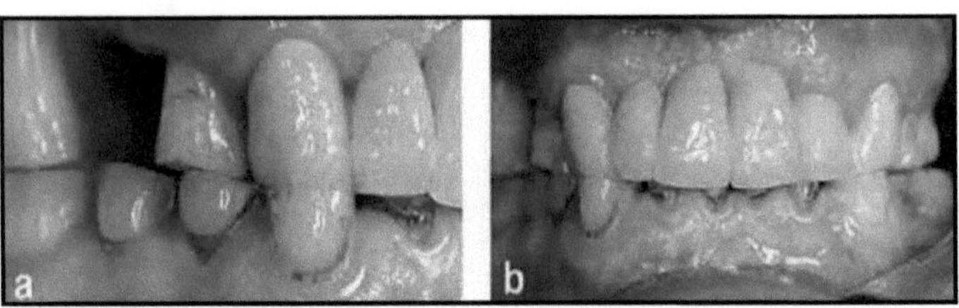

Figura 10: a e b de recessões gengivais múltiplas (17)

São causadas por traumatismos repetidos. A forma semi-lunar alarga a gengiva marginal (56). Em particular, afectam a superfície vestibular de caninos e pré-molares. A margem gengival é frisada e ligeiramente espessa (Figura 10).

3-2-3-3- Desmodonte :

O ligamento alvéolo-dentário pode ser esmagado por forças excessivas. Isto manifesta-se como uma desorganização dos feixes de fibras, podendo mesmo levar à hialinização. As fibras desmodontais combinam-se para criar uma massa de aspeto hialino. Como resultado, os dentes deslocam-se e as fibras de colagénio do periodonto são destruídas.

3-2-3-4- Cimento:

A hipercementose radicular, com reabsorção do ligamento alvéolo-dentário, pode ocorrer como resultado de microestresses repetidos (tensões de força superiores às fisiológicas), levando à fusão entre o dente e o osso. Este fenómeno é conhecido como anquilose dentária (François, 1975).

3-2-3-5- Exostose e reabsorção óssea :

O bruxismo pode estimular o desenvolvimento de exostoses (57), também conhecidas como torus mandibular ou palatino. Estas são excrescências ósseas. A exostose dos ângulos goniais (Figura 11-13) ainda é observada em bruxistas (58).

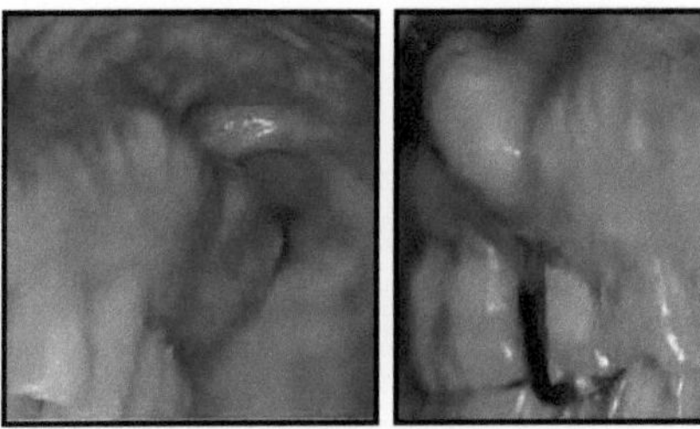

Figura 11: Exostoses vestibulares maxilares num bruxista (17)

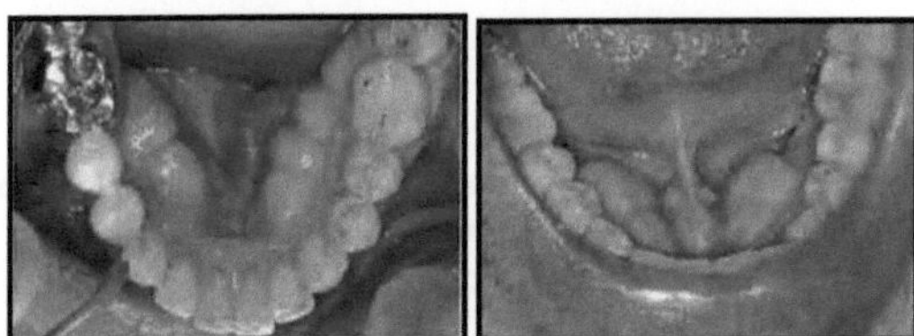

Figura 12: Tori mandibular num doente com bruxismo (17)

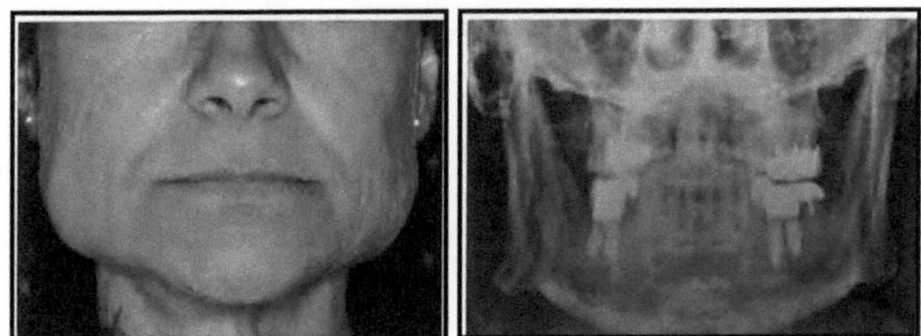

Figura 13: Tori mandibular num doente com bruxismo (17)

3-2-4- Modificação da dimensão vertical (VD)

A redução da DV em bruxómanos crónicos não é a regra. De facto, a DV é frequentemente preservada. A atrição é geralmente lenta, dando ao osso tempo suficiente para compensar a perda de altura do dente (Figura 14) (17).

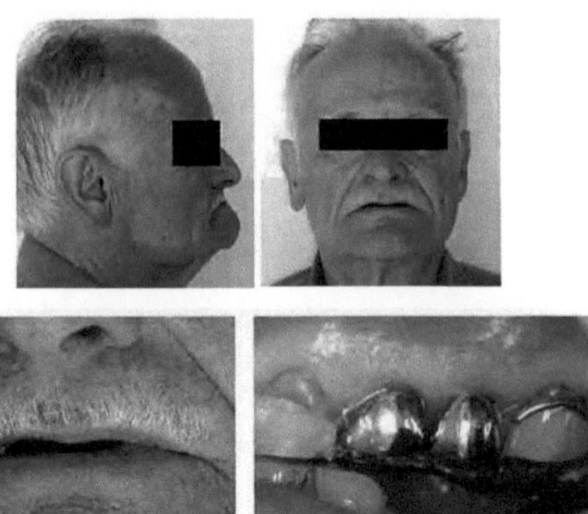

Figura 14: A combinação da perda de calço posterior devido ao edentulismo e da perda de suporte anterior devido ao desgaste resulta num colapso da DVO (17).

3-2-5- Sinais e consequências estéticas

O grau de dano à estrutura dentária e a redução da DVO (17) estão diretamente relacionados com o dano estético. À medida que aumenta a destruição do tecido dentário (coronal) nos dentes anteriores, aumenta também o dano estético (47). O nível dos dentes anteriores superiores é o mais afetado pela diminuição da altura coronal. O aspeto de "planalto" das lesões, com os seus bordos limpos, torna o sorriso pouco atrativo.

3-2-6- Sinais musculares

Hipertonia muscular, principalmente (59), o que significa um aumento do tónus muscular (60,61):

Palpação dolorosa dos emasseters, temporalis e medial pterigóides

Mialgia, fadiga muscular e limitação da abertura da boca

Mordedura acidental da língua, lábios e bochechas devido a contracções reflexas.

3-2-7- Disfunção da articulação temporomandibular

Os sinais observados nos bruxómanos incluem ruídos de estalido, dores nas articulações e na ATM. De facto, 72% dos bruxómanos têm DTM (31,62-64).

- Dores nas articulações (25,44)
- Patologias discais (65)
- Ruídos nas articulações dos discos e artropatias artríticas (66)

3-2-8- Dor

Foi demonstrado que o bruxismo por si só não aumenta o risco de dores de cabeça, mas a DTM dolorosa aumenta consideravelmente o risco.

Esta dor é constritiva, opressiva ou baça, acompanhada de uma sensação de fadiga, exacerbada pelo frio e pelos movimentos das mãos (25,42).

3-3- Exame complementar: desgaste f acet mapping

Diferenciar o desgaste parafuncional de outras formas de desgaste dentário é importante tanto para o diagnóstico quanto para o tratamento do paciente. Dados adicionais úteis podem ser fornecidos pela análise do molde (Figura 15) (67,68).

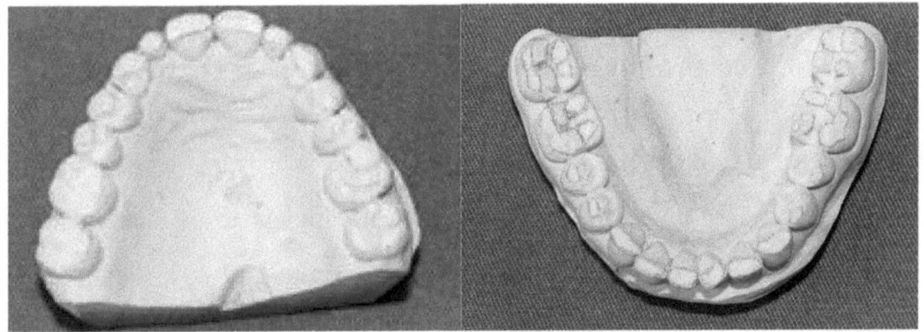

Figura 15: Mapeamento de facetas de desgaste

Geralmente, as facetas de desgaste funcionais ou parafuncionais formam-se primeiro no canino, dado o seu importante papel de guia durante as funções oclusais, quando a mandíbula retorna ao IMO durante a mastigação ou trituração do bolo alimentar (Figura 15) (48).

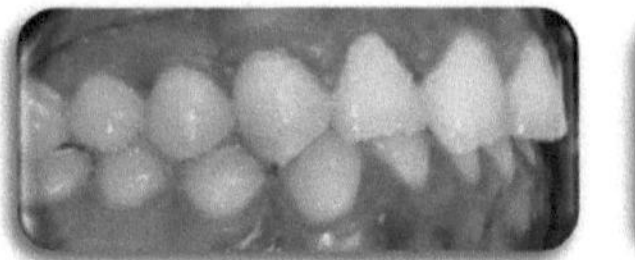 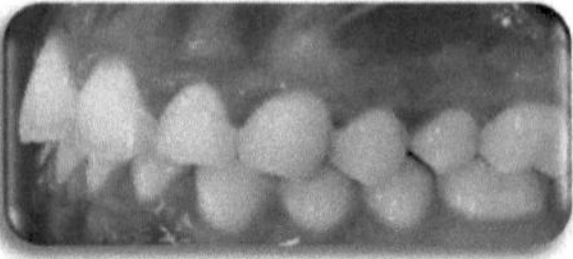

Figura 5: Desgaste visível no canino esquerdo {associação de erosão e bruxismo}.

A natureza e a origem destas facetas de desgaste podem ser identificadas através da observação e interpretação da sua forma e localização. O exame clínico baseia-se neste mapa.

Mapeamento de facetas

Podem observar-se duas configurações distintas entre a zona de trituração (faceta de atrito) e a situação do ponto de contacto na mordida máxima intercuspidiana. Naturalmente, existem situações mistas, mas o conhecimento destas duas configurações permite-nos identificar dois modos de funcionamento distintos: concêntrico e excêntrico (17,67).

- Modo concêntrico: o ponto de contacto máximo da mordida intercuspídea está incluído na faceta concêntrica (FC).
- Modo excêntrico: o ponto de contacto IMO não faz parte da faceta excêntrica (EF).

Faceta concêntrica (FC) :

A mordida máxima do intercuspídeo desenvolve desgaste. A faceta de atrito da guia abrange o contacto máximo da mordida intercuspídea e a sua inclinação tende a ser vertical (cerca de 45°) nas fases iniciais de desgaste (Figura 17). Pode ser feita uma distinção entre:

CFE: trata-se de uma faceta concêntrica limitada que apenas diz respeito ao correio eletrónico,

CFD: a faceta concêntrica apresenta uma exposição clara da dentina,

CFW: O revestimento concêntrico largo deixa apenas um colar de esmalte, que

cobrem frequentemente mais de um terço da altura. As facetas largas são frequentemente côncavas, devido à carga mastigatória frequentemente associada a processos erosivos.

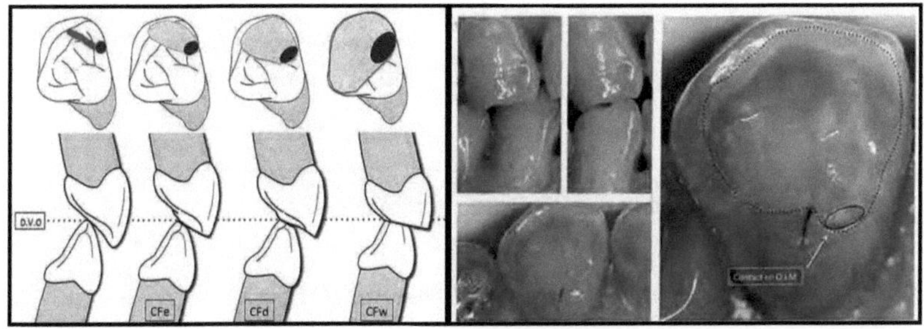

Figura 17 : Facetas concêntricas (FC) (17)

Facetas excêntricas (EF) :

Nesta configuração, a atrição começa na ponta do canino (a atrição afecta frequentemente pré-molares e molares, e pode mesmo estender-se para além do meio da coroa dentária quando já não existem guias funcionais). A faceta de atrição está localizada a uma distância do contacto IMO e tem inicialmente uma forma bastante horizontal.

Usando esta configuração, é óbvio que a mandíbula "desce" o IMO para moer diretamente na ponta. Parece que a mandíbula não conseguiu deslizar facilmente entre a ponta do canino e o ponto de contacto do OMI, quer devido a uma guia insuficiente ou excessiva. Desta forma, será possível distinguir várias configurações da faceta excêntrica:

-A faceta excêntrica afuncional: subguia (AEF)

A orientação é afuncional, geralmente devido a uma lacuna, a uma saliência excessiva ou a uma interferência oclusal posterior ligada a um mau posicionamento dentário. Para exercitar a parafunção oclusal excêntrica, o sujeito posiciona-se frente a frente com o canino. Muitas vezes, a presença de um contacto oclusal posterior (equalizador) no lado de trabalho ou de não trabalho estabiliza a posição mandibular, o que favorece a parafunção excêntrica (Figura 18) (17).

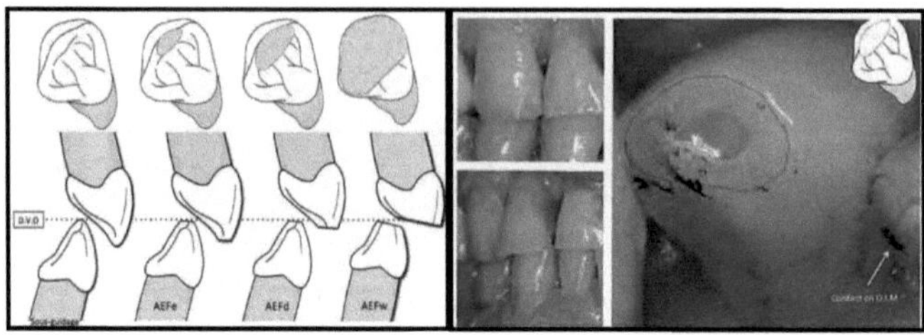

Figura 18: A faceta afuncional excêntrica (FAE) (17)

-A faceta excêntrica disfuncional: sobre-guia (DEF)

Uma falta de saliência e uma inclinação acentuada da guia (> 60°) bloqueando a didução são sinais de orientação disfuncional (sobre-guia). Na maioria das vezes, quando a sobre-guia, não há marcas de desgaste, pois a posição mandibular excêntrica é difícil de estabilizar. A inclinação do canino assemelha-se a um deslizamento, mas a mandíbula que suporta o topo do canino nunca pode ser estabilizada pelo contacto oclusal posterior ao mesmo tempo. Ocasionalmente, porém, observam-se aspectos de desgaste ocular (na ponta máxima das patas do canino). Este bruxismo prolongado numa ponta aguda do canino pode ser devido a um forte stress muscular que inibe os reflexos protetores proprioceptivos, resultando num loop reflexo subcortical chamado "curto", que pode estar associado a saídas abruptas das fases do sono (Figura 19) (17).

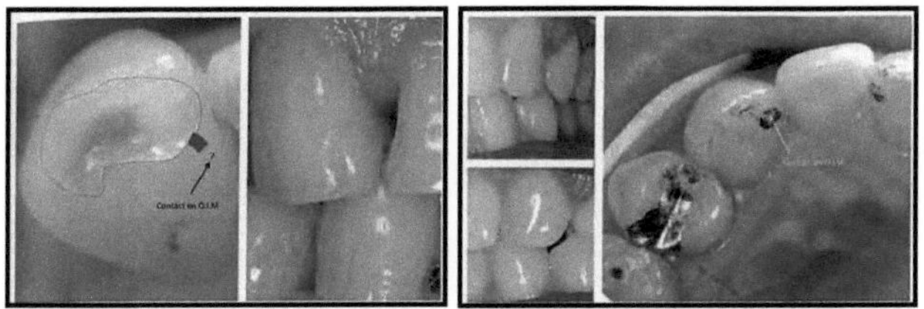

Figura 19: Facetas excêntricas disfuncionais da dentina (FEDd) (17)

4- Avaliação instrumental

A avaliação instrumental da BS e da BE inclui a utilização de testes complementares.

Bruxismo do sono :

- A eletromiografia (EMG) (49) durante o sono deve ser interpretada com base nos parâmetros das AMM e no seu trabalho, tais como o número de movimentos que excedem 10% da contração voluntária máxima (CVM), o índice de bruxismo, o índice cronológico de bruxismo e o índice de trabalho de bruxismo, se disponíveis.
- PSG (um dispositivo médico que examina o sono de um doente num ambiente específico): É um exame que analisa as diversas variáveis dos parâmetros fisiológicos do paciente, tais como (frequência cardíaca), (frequência respiratória), (saturação de O2), (atividade cerebral) e oculograma. Este exame é acompanhado de gravações de vídeo para melhor analisar o comportamento do paciente durante o sono (Figura 20) (49).

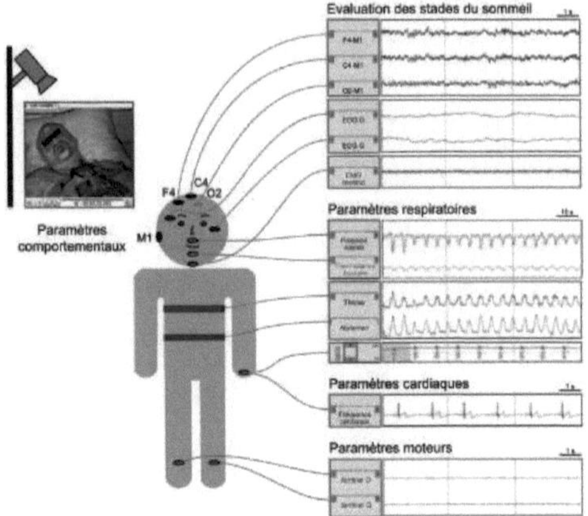

Figura 60: Sensores PSG (24)

Podem também ser adoptados outros métodos opcionais (p. ex., a trituração de partituras sonoras numa aplicação para smartphone, dispositivos equipados com sensores) (5,12,68).

Bruxismo acordado

É necessária uma Avaliação Ecológica Momentânea (EMA) para a recolha de dados de uma semana. A adesão e a compreensão do doente devem ser tidas em conta para verificar a credibilidade dos dados. A EMG em vigília também está incluída neste domínio (69).

A avaliação da acidez intra-oral é também verificada como uma caraterística opcional como um possível indicador de alterações salivares relacionadas com o stress ou o refluxo gastro-esofágico (5,7,68).

5- Diagnóstico diferencial

O bruxismo está frequentemente associado à presença de desgaste dentário, embora nem sempre seja esse o caso. O diagnóstico de bruxismo não deve ser baseado apenas na presença de desgaste significativo. De facto, quando o diagnóstico de bruxismo é estabelecido de forma rigorosa (utilizando a PSG), não existe qualquer ligação que afirme a correlação entre bruxismo e desgaste dentário. É justo concluir que a importância do bruxismo como fator causal do desgaste dentário não é totalmente clara, mas é ainda mais justo dizer que é provavelmente sobrestimada (7,10).

São sugeridos modelos etiológicos, tais como (Figura 21):

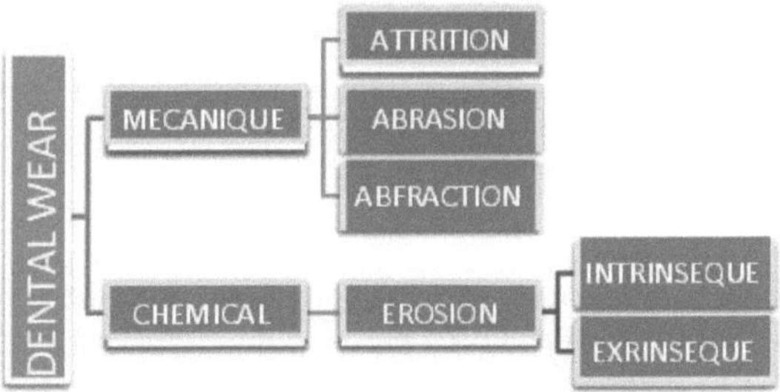

Figura 21: Lesões de desgaste dentário (24)

Um desgaste significativo pode ser provocado por uma diminuição da quantidade e da qualidade da saliva (síndrome de Gougerot-Sjogren, medicamentos sialoprivativos, radioterapia cervico-facial, stress), por um ataque ácido (refrigerantes, DRGE, TCA), por uma escovagem iatrogénica ou por uma diminuição da resistência dos tecidos (Quadro IX) (11,70) e, por vezes, pela combinação de mais do que uma etiologia: desgaste dentário de origem mista (associação entre bruxismo severo e erosão) (Figura 22) (71).

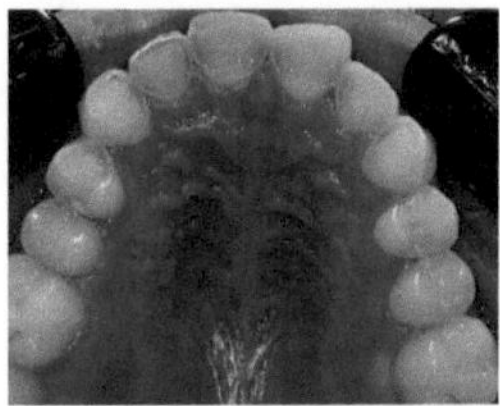

Figura 22: Um caso de bruxismo associado a erosão dentária.

Tabela II: Tipos de desgaste dentário não induzidos por bruxismo

Tipos de desgaste	Etiologias	Descrição
Abrasão: **desgaste mecânico por fricção repetitiva de uma estruturaou uma estrutura mais dura ou mais macia substância exógena**	- A abrasão global é definida como o desgaste mecânico dos dentes causado pelo contacto repetido com corpos estranhos, como os alimentos. -A abrasão focal é causada pela utilização inadequada, ou mesmo desagradável, de escovas e pastas de dentes.	Este desgaste indireto mostra superfícies dentárias bastante planas, alargadas para além das zonas de contacto oclusal, sem limites claros e com bordos tendencialmente difusos.
Erosão: **desgaste por degradação química**	A acidez responsável pela erosão da cavidade oral pode provir de duas fontes diferentes fontes fontes diferentes (72). -Por um lado, a acidez extrínseca desempenha um papel importante na frequência deste consumo de ácido. -Por outro lado, a segunda fonte potencial de acidez é inerente. O conteúdo ácido do estômago (suco gástrico) sobe para a cavidade oral por razões médicas. *Doença do refluxo gastroesofágico (DRGE), (73) *Vómitos crónicos,	As superfícies de erosão têm uma forma côncava, são mais profundas do que largas e caracterizam-se por limites de contorno arredondados. Não há não há efeito espelho espelho entre dentes opostos. Durante movimentos executivos ligeiros da mandíbula, as superfícies não são correspondência não. O esmalte e a dentina estão separados. Em contraste com as superfícies dentárias
	*Certas perturbações do comportamento alimentar (Perturbações do comportamento alimentar) *Perturbações psicogénicas como a bulimia ou a anorexia	os materiais de restauro são pouco ou nada alterados.
Abfracção **(Mortier, 2014)**	Tensões de tração e de compressão a compressão da oclusão oclusal causa a fragmentação do ligações químicas entre prismas abaixo da superfície do esmalte.	A lesão é observável ao nível das golas, é em forma de cunha.

Inteligência Artificial no Diagnóstico do Bruxismo

1- Inteligência artificial

1-1- Definição

A inteligência artificial é uma invenção importante que imita as capacidades cognitivas humanas. É uma tecnologia em rápida evolução que permite que os robots executem tarefas outrora reservadas aos seres humanos. Recentemente, começou a ser utilizada em medicina dentária, com resultados excepcionais (Figura 23) (1,2).

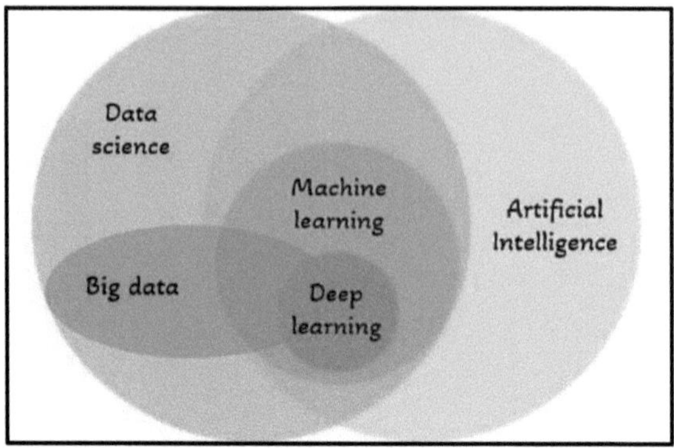

Figura 23: Elementos-chave dos sistemas de inteligência artificial (1)

1-2- Como funciona a inteligência artificial e os modelos

O modelo utiliza dados de exemplos anteriores, tais como dados de doentes ou dados de conjuntos de dados com vários exemplos (Figura 24). Estes parâmetros são depois aplicados aos conjuntos de teste (1).

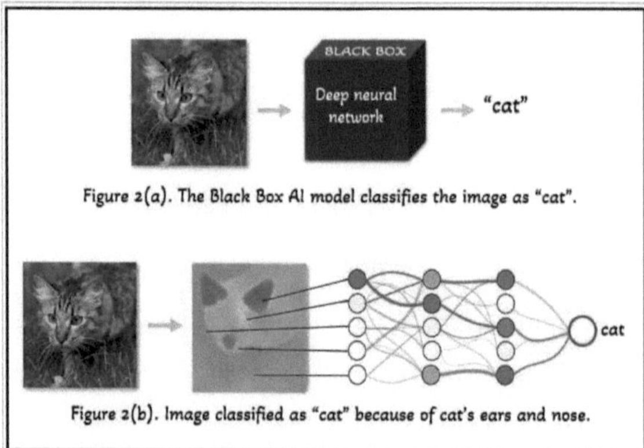

Figura 24: Representação esquemática do funcionamento dos modelos de inteligência artificial (1)

1-3- Os potenciais benefícios da IA

Benefícios actuais da utilização da IA (1,74):

- Desenvolver o domínio da visão assistida
- Facilitar a pesquisa e a descoberta.
- Permitir o diagnóstico radiológico
- Permitir a integração de vários domínios de dados heterogéneos e fornecer dados claros, classificados e estruturados.
- Permite aos médicos e dentistas reduzir o tempo gasto a documentar e a preservar dados clínicos.
- Simplificar os procedimentos e aumentar o tempo de contacto direto entre médicos e pacientes.
- Tornar os cuidados de saúde mais interactivos
- Reduzir os custos de diagnóstico e tratamento
- Ajudar a alcançar o objetivo sustentável da Organização Mundial de Saúde
- objectivos de desenvolvimento (https://www.who.int/sdg/en/).

2- Dispositivos específicos que contribuem para o diagnóstico

2-1- Dispositivo de controlo do bruxismo Bruxcore (BBMD)

A placa Bruxcore (BBMD), um dispositivo intra-oral, é uma medida objetiva da atividade do bruxismo, e a placa Bruxcore é comercializada como um dispositivo para avaliar a atividade do bruxismo, contando o número de micro-pontos de abrasão na sua superfície e anotando as dimensões volumétricas da abrasão. O número e o volume das abrasões na placa podem ser analisados para avaliar o tipo de bruxismo. No entanto, pode ajudar o paciente a definir melhor a sua patologia. A BBDM tem uma sensibilidade de 79% e uma especificidade de 95%, com um limiar selecionado (área abrasionada de 2900 pixels) para distinguir os bruxómanos dos não bruxómanos. A utilização da BBMD permite registar o desgaste dentário durante o sono. No entanto, é difícil compreender a relação entre o desgaste e o bruxismo. No entanto, este dispositivo é propenso a erros de medição, pelo que não é totalmente exato como ferramenta de diagnóstico (49,75,76).

2-2-Detetor de força intra-slint (ISFD)

Este é um dispositivo de registo BS. Ele utiliza um aparelho intra-oral para quantificar com precisão a força exercida pelos dentes sobre o aparelho. A força é medida através de uma fina película piezoeléctrica sensível à deformação. Esta película é colocada 1 a 2 mm abaixo da superfície oclusal do aparelho. Verificou-se que a duração dos episódios de bruxismo durante o bruxismo simulado, incluindo apertar, ranger, bater e apertar ritmicamente, tal como avaliado pelo ISFD, está associada à duração da atividade EMG do masseter (49,76,77).

Em geral, o ISFD é razoavelmente fiável na deteção de eventos de bruxismo (89% de sensibilidade), como refletido no contacto vigoroso entre os dentes e a tala durante o sono (43).

2-3- BruxChecker ®

O BruxChecker (Scheu Dental) regista um padrão individual de bruxismo para ajudar a diagnosticar e planear o tratamento de um determinado paciente. O BruxChecker é uma película de cloreto de polivinilo de desenho profundo. Tem 0,1 mm de espessura e é colorido de vermelho com corante alimentar.

É aquecida a 230°C utilizando uma prensa de vácuo (Biostar, Scheu Dental) e pressionada durante 15 segundos sobre um modelo de gesso dentário adequado. A película é então cortada junto à gengiva marginal. O BruxChecker é normalmente usado pelos pacientes na arcada maxilar durante duas noites consecutivas (Figura 25). As superfícies dentárias afectadas pelo BS mostram uma abrasão distinta de corante alimentar vermelho (Figura 26) (78).

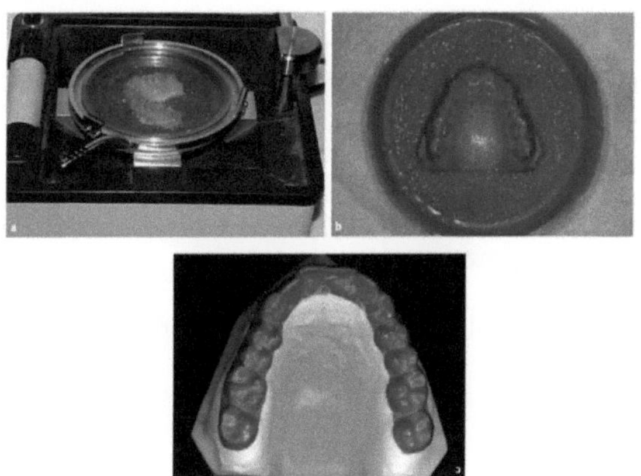

Figura 25: Produção laboratorial do modelo BruxChecker na unidade de estampagem (a), a película estampada (b) e a película cortada no modelo de trabalho (c) (78)

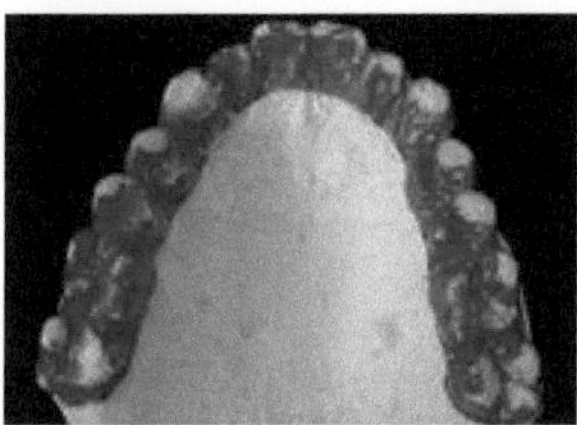

Figura 26 : BruxChecker no modelo de gesso após utilização (usado pelo doente durante 2 noites consecutivas) (78)

É descrito como não invasivo, com um custo baixo (99 dólares) e de fácil manuseamento e colocação. Além disso, pode ser utilizado para avaliar as tensões oclusais associadas ao bruxismo. O dispositivo é utilizado durante uma ou duas noites. Também pode ser usado durante o dia. As áreas de bruxismo são destacadas pelo desaparecimento do corante vermelho (78).

Prevê :

-Diagnóstico durante a materialização de diagramas oclusais baseados em contactos oclusais durante episódios de bruxismo.

-Para o paciente, a visualização da sua parafunção e, portanto, a materialização do seu bruxismo.

-Materialização e deteção de superfícies de retificação activas através do desaparecimento do corante vermelho.

3- Dispositivos de registo portáteis específicos

Trata-se de sistemas portáteis que permitem a análise da atividade (EMG), geralmente do masséter, e por vezes até da eletrocardiografia (ECG) para avaliar o SB. Existem alguns sistemas no mercado que são considerados eficazes e fiáveis (53).

3-1- Bruxoff ®

O Bruxoff é um dispositivo de rastreio simples que pode ser utilizado com segurança para avaliar a atividade do músculo masseter durante o sono. O sistema regista a EMG do masseter e o ECG do coração através de três canais (três sensores) (Figura 27). Os doentes podem utilizá-lo em casa, sozinhos (43,79).

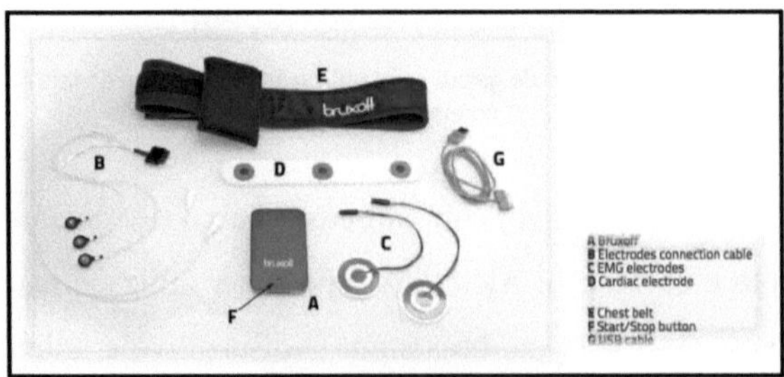

Figura 7: Dispositivo Bruxoff® (Fonte: http://bruxoff.com/en/the-kit)

O doente regressa à sala de tratamento depois de completar os registos. Os dados da caixa são processados por um computador.

Os produtores de Bruxoff encontraram uma sensibilidade de 92% e uma especificidade de 85% a 100%, bem como uma elevada correlação e concordância entre as leituras de Bruxoff e PSG(5).

Este sistema tem algumas limitações:

O seu custo é elevado, com uma média de 3.000 euros no mercado.

Sem microfone e/ou câmara de vídeo incorporados para gravar o som (por exemplo

ruídos de trituração) ou atividade visual (por exemplo, trituração).

Sem monitorização EEG (não é possível registar a duração do sono dos doentes).

3-2- BiteStrip ®

Detetor-analisador EMG miniatura e autónomo: um dispositivo de deteção e análise EMG minúsculo, autónomo e de utilização única (BiteStrip) é utilizado como teste de rastreio para bruxómanos de nível moderado a elevado. O elétrodo eletromecânico (EMG) é simplesmente colado à pele acima do masseter esquerdo do paciente (80,81). Durante 5 horas, o EMG é registado no microchip do dispositivo. Ao acordar, um número que indica o grau de bruxismo é visualizado diretamente no aparelho (Figura 28).

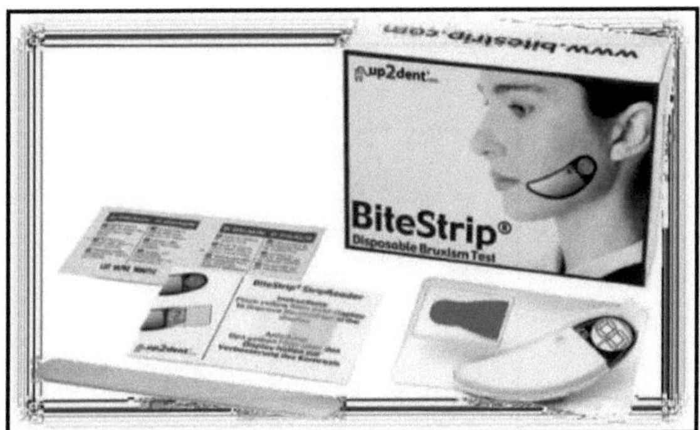

Figura 8: BiteStrip® (Fonte: http://wwww.do.dental-plaza.com)

Um dispositivo EMG portátil, o BiteStrip* (http:// www.bitestrip.com/), tem um intervalo de confiança de 95% (7),

- Sensibilidade = 84,2%;
- Valor preditivo positivo (VPP) = 100%;
- Este gadget é o mais barato (99 euros).

3-3- Grindcare ®

Trata-se de um sensor-analisador de biofeedback EMG em miniatura e autónomo. O Grindcare é um dispositivo que utiliza um sensor para medir e registar o ranger de dentes e o apertar dos dentes diários e noturnos (durante um período de 28 dias). Utiliza estimulação eléctrica contingente (CES) (Figura 29). Quando programado adequadamente, previne o ranger de dentes através da emissão de um ligeiro impulso elétrico que interfere com a atividade eletromecânica do músculo temporal, podendo assim tratar o bruxismo (ver também www.grindcare.de) (82).

A vantagem destes sistemas portáteis de registo EMG é o seu baixo custo e o facto de poderem ser manuseados pelo próprio doente. No entanto, uma vez que os resultados são frequentemente distorcidos pela atividade funcional dos músculos orofaciais (tosse, deglutição, movimento dos lábios, etc.), a precisão dos resultados destes aparelhos é inferior à da PSG (82,83

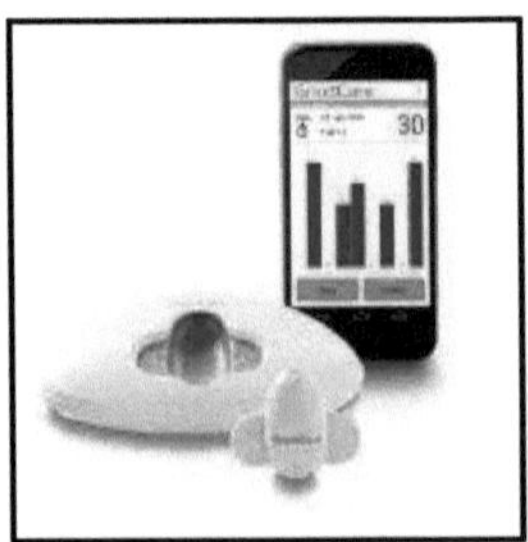

Figura 9: Dispositivo portátil de tratamento de moagem (BUTLER) (83)

4- Perspectivas de ferramentas e tecnologias de inteligência artificial para o diagnóstico do bruxismo oral

4-1- Análise de inteligência artificial dos movimentos mandibulares

Este sistema automatizado é capaz de reconhecer DMARDs e quantificar bruxismo através da medição de MMs estereotipados utilizando um dispositivo de deteção sem fios integrado num sistema de análise baseado em IA (Figura 30) (84,85).

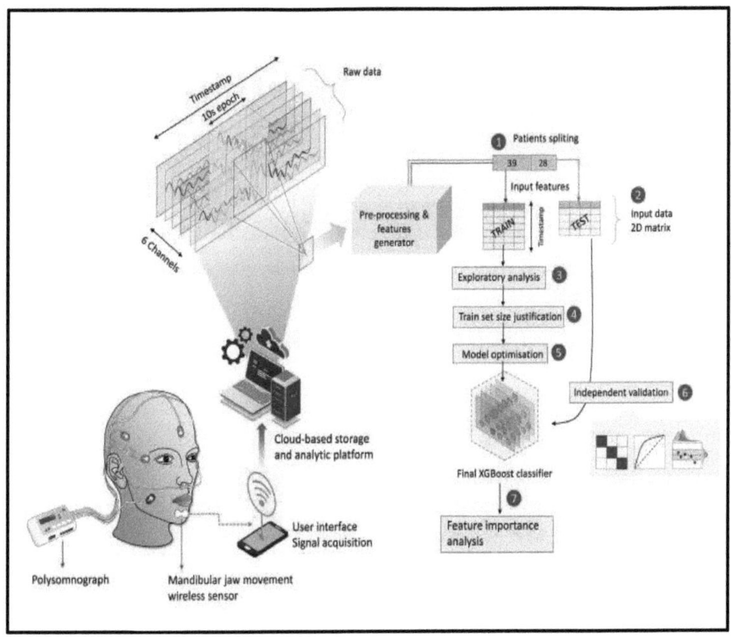

Figura 10: Deteção dos movimentos do maxilar mandibular e visão geral do plano de análise de dados (84)

4-2- Segmentação do músculo masseter em ultrassom para diagnóstico de bruxismo

O ultrassom (USG) é um dos métodos mais populares para quantificar dureza, relação espessura/largura do músculo, espessura do músculo e, no caso do bruxismo, para avaliar as alterações da morfologia do masséter (Figura 31) (86).

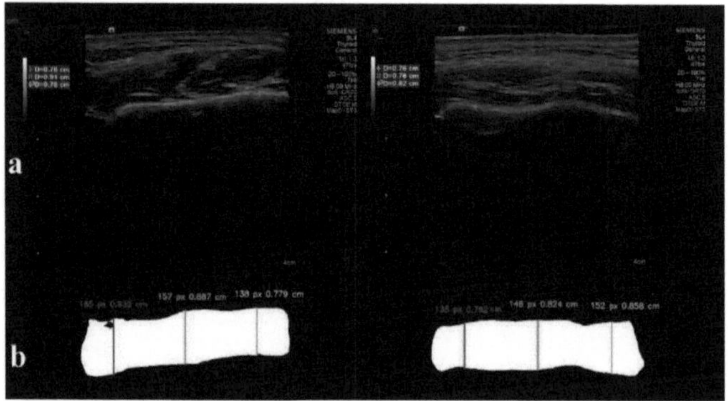

Figura 11: As imagens mostram as medições do músculo masséter efectuadas com modelos de IA (86)

Com a utilização da IA, esta técnica tem uma sensibilidade de 0,944, uma especificidade de 0,990 e uma exatidão de 0,985(86). Mas os resultados são frequentemente afectados pelo manuseamento e experiência do radiologista no processamento de imagens.

4-3- O sistema de deteção do stress

Trata-se de um dispositivo inteligente e preciso para a deteção em tempo real do stress devido ao contacto dento-dentário, utilizando algoritmos de IA e tecnologia de biofeedback, para o diagnóstico e tratamento do bruxismo. Os sensores de tensão são integrados numa tala estabilizadora de mordida à base de resina, utilizando uma técnica de camadas (método de sanduíche). O sistema de sensores é constituído principalmente por um módulo de aquisição de sinais de pressão, um módulo de controlo principal e um terminal de servidor (Figura 32) (77,87,88).

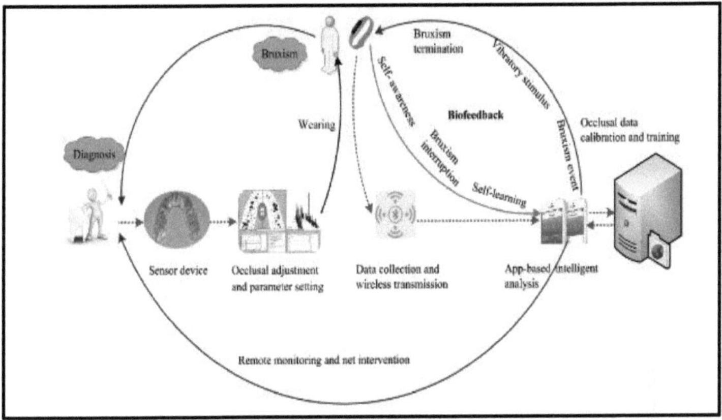

Figura 12: O esquema geral de tratamento do sistema de biofeedback que propusemos para o bruxismo

(77)

4-4- Auto-regressão e entropia de onda para o diagnóstico do bruxismo

Este dispositivo detecta com precisão a compressão e a trituração dos dentes, ARMM da mandíbula, relaxamento dos maxilares, e dor e fadiga dos músculos masseteres para o diagnóstico e tratamento do bruxismo utilizando sinais EMG (Figura 33). Para uma classificação exacta, os coeficientes de auto-regressão (AR) obtidos através da análise de cada sinal de auto-regressão EMG obtido dos sujeitos são utilizados com redes neurais artificiais (RNA). Este dispositivo tem uma taxa de sucesso de 95,2% (89).

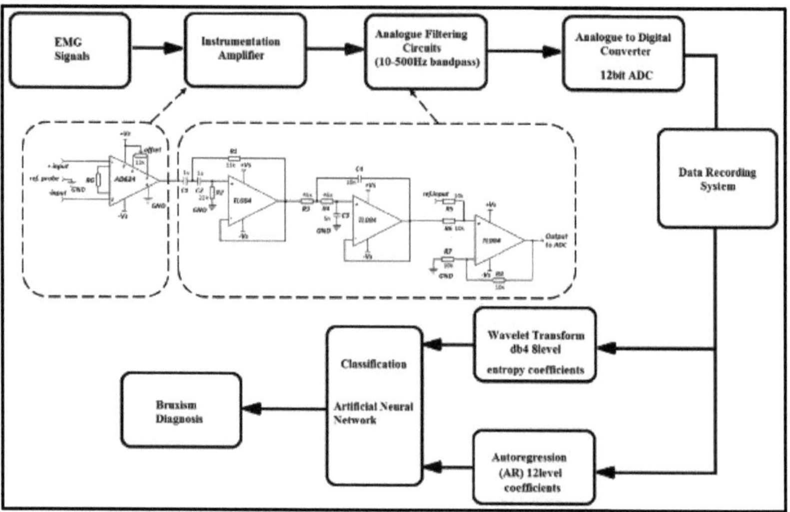

Figura 13: Diagrama esquemático da técnica de auto-regressão e entropia de onda para o diagnóstico do bruxismo (89)

4-5- Deteção de pacientes com bruxismo utilizando sinais fisiológicos

É um método automático de deteção de bruxismo baseado nos sinais utilizando um novo classificador híbrido e uma grande base de dados que contém os vários parâmetros. Primeiro, os dados são recolhidos. Em seguida, o novo classificador híbrido permite a deteção do bruxismo a partir destes dados e qualifica os pacientes como "saudáveis" ou "bruxómanos" (Figura 34). Este sistema tem uma especificidade máxima de 92% e uma exatidão de 94% (90).

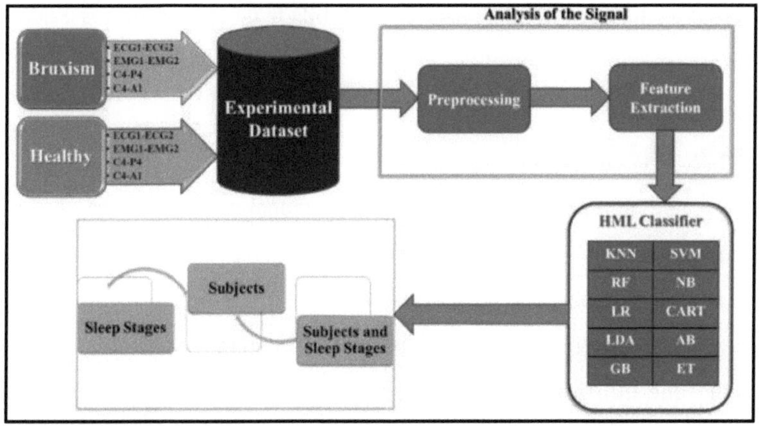

Figura 14 : A estrutura organizacional do sistema proposto (90)

4-6- Diagnóstico do bruxismo baseado em sensores piezoeléctricos poliméricos e comunicação remota

Este sistema permite a avaliação quantitativa da pressão intra-oral, que que permite o diagnóstico precoce do bruxismo e a intervenção antes do início do desgaste irreversível dos dentes. Este dispositivo utiliza um sistema de comunicação sem fios, que melhora e facilita a comunicação entre o paciente e o médico e a recolha de dados (Figura 35) (14).

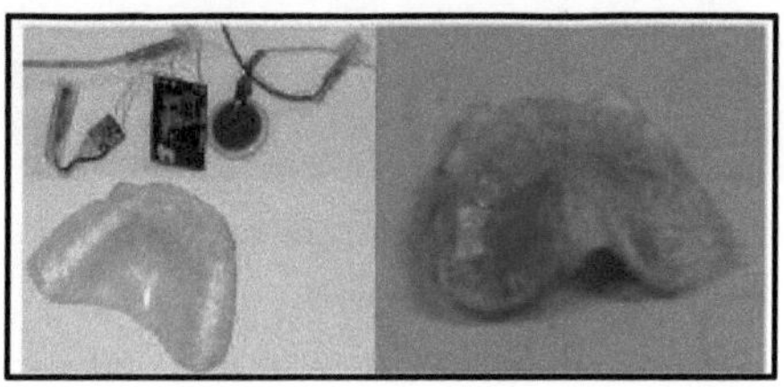

Figura 15: A tala instrumentada antes e depois do processo de montagem (14)

O objetivo do sistema é recolher dados dos detectores, processá-los e enviá-los para um dispositivo remoto para processamento e análise de informações relativas ao comportamento do bruxista. Uma vez que o sistema foi concebido com um canal de informação personalizado entre o aparelho do paciente e o telemóvel, não existe a possibilidade de redes sem fios externas interferirem com os dispositivos (14).

4-7- DIABRUX

Trata-se de uma placa de diagnóstico personalizada, feita de material biocompatível, que o sujeito deve usar, tal como uma placa rígida. O desgaste provocado pela AMMR é quantificado automaticamente por um software específico. A avaliação propriamente dita é efectuada por um sistema que utiliza algoritmos e software de processamento e análise de imagens e outro de aquisição de imagens por computador, complementados por algoritmos individuais e ligados a uma macro-linguagem individual (Figura 36) (91,92).

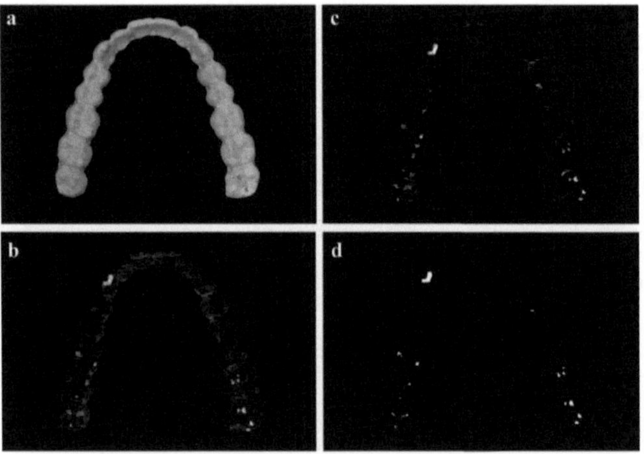

Figura 16: Avaliação dos padrões de abrasão da folha de diagnóstico utilizando o processamento de imagens (91)

5- As vantagens e desvantagens da inteligência artificial no diagnóstico do bruxismo

5-1- As vantagens da inteligência artificial no diagnóstico do bruxismo

- Utilização de sensores sem fios (93)
- Monitorização contínua do doente em regime de ambulatório (43)
- Minimização dos erros humanos observados durante a inspeção visual e
avaliação manual da PSG.
- Recolha de dados dos pacientes e padrões de bruxismo
- Análise inteligente de dados
- Comunicação dos resultados aos pacientes e dentistas
- Avaliação do progresso e ajustamento do tratamento pelo dentista à distância (76)
- Diagnóstico e tratamento não invasivos (3)
- Tratamentos mais direccionados, mais eficazes e mais personalizados (82)

5-2- Os limites prescritivos da IA

5-2-1- Desafios éticos e de confidencialidade relacionados com a utilização da IA em medicina dentária

A IA é atualmente utilizada num número crescente de ferramentas e aplicações de software
como a análise de imagens ou de raios X, ou para contribuir para cuidados de saúde promissores no domínio da medicina dentária. Ainda há vários obstáculos a ultrapassar antes de poder ser plenamente utilizada (2).

O primeiro ponto a discutir é a disponibilidade dos dados, que continua a ser limitada, por um lado, pelas leis relativas à privacidade dos dados e, por outro, pelas barreiras administrativas. Os dados médicos e dentários não são tão acessíveis como outros dados (94). Além disso, as informações individuais dos doentes são complexas, multidimensionais e confidenciais (95). E a capacidade de a classificar e verificar é ainda limitada.

Além disso, a amostragem e a segregação dos dados, que conduzem a enviesamentos de seleção, constituem um desafio para a recolha de dados: os dados hospitalares dizem respeito a doentes "demasiado doentes", enquanto os recolhidos por telefone dizem respeito a doentes "demasiado saudáveis" ou "demasiado bem".

Outro aspeto importante que não é suficientemente considerado é o facto de os algoritmos que estão a ser desenvolvidos no domínio dos cuidados de saúde utilizarem dados médicos e exames dos doentes para calibrar esses algoritmos, que serão depois potencialmente comercializados, e de os doentes e os médicos terem de pagar para os utilizar. Embora estes dilemas éticos indirectos sejam cruciais, continuam a ser negligenciados e têm de ser discutidos para bem da nossa disciplina. Justificam-se plenamente na investigação sobre ética médica.

Por último, com a integração da IA, corremos o risco de perder o carácter humano da área médica. Embora a ideia de que a IA pode revolucionar a medicina dentária seja generalizada, subsistem dúvidas sobre se alguma vez substituirá completamente os dentistas. Os cuidados dentários realizados por máquinas e sem interação humana não representam cuidados clínicos. As máquinas não conseguem demonstrar a intuição clínica, a perceção intangível ou a empatia que são essenciais para prestar cuidados de saúde individualizados e profissionalismo. O aspeto mais fascinante da comunicação entre humanos não pode ser facilmente traduzido em linguagem informática.

5-2-2- Limitações actuais da IA no diagnóstico do bruxismo

- A maioria das alternativas actuais à PSG utiliza um ou mais sensores
- para captar a atividade EMG dos músculos mastigatórios, mas alguns também utilizam pressão interdentária e acelerómetros, todos eles com diferentes níveis de desconforto. Para além disso,
- Nenhuma destas tecnologias foi suficientemente validada até à data para permitir a sua integração na prática clínica e a sua aprovação por orientações profissionais baseadas em critérios objectivos.
- As ferramentas de diagnóstico actuais dependem de recursos humanos especializados e carecem de reprodutibilidade. A aplicação de algoritmos de decisão complexos aos sinais EMG só recentemente foi introduzida na prática clínica (5).
- Podem ocorrer alguns erros de análise de eventos devido ao "corte de ponto" selecionado (5,84,85).
- As ferramentas de diagnóstico actuais dependem de recursos humanos especializados e sofrem de falta de reprodutibilidade (74).
- Os algoritmos de IA necessitarão de validação externa (sob a supervisão de dentistas), particularmente no caso de comorbilidade associada.
- Todas as ferramentas de diagnóstico apresentam diferentes níveis de desconforto.

6- Discussão

Embora seja um problema grave e generalizado, o bruxismo continua a ser subestimado no contexto clínico devido à falta de uma monitorização simples e não invasiva do paciente e à necessidade de uma avaliação visual intensiva e demorada, mesmo quando são utilizadas ferramentas de diagnóstico em ambulatório (5).

Em geral, o diagnóstico clínico de bruxismo é baseado numa história positiva de ranger de dentes (auto-relatada ou relatada pelo parceiro) e em sinais e sintomas clínicos. No entanto, nenhum destes sinais clínicos está linearmente relacionado com a atividade do bruxismo (10,43). Assim, com os conhecimentos actuais, a PSG com registo audiovisual (AV) parece ser o "Gold Standard" para um diagnóstico definitivo de bruxismo. Por outro lado, tem algumas desvantagens, tais como o seu elevado custo, a necessidade de várias noites de acompanhamento, o ambiente laboratorial desconfortável durante as gravações AV, a competência do profissional e a adesão do paciente (96). Como resultado, a PSG pode não ser adequada para utilização de rotina no contexto clínico, pelo que os questionários, a avaliação clínica e os dispositivos de diagnóstico portáteis para medir a atividade EMG dos músculos mastigatórios são utilizados como opções alternativas para abordar o diagnóstico do bruxismo (5,13).

A NHP é geralmente recomendada em casos de bruxismo secundário, ou seja, quando existe uma história clínica de perturbações do sono, perturbações neurológicas ou outras perturbações que afectam o sono, por oposição ao bruxismo primário, quando estas perturbações estão ausentes.

No entanto, para muitos pacientes com bruxismo, a PSG não é uma abordagem óptima ou rentável devido às longas listas de espera, ao acesso desigual, ao custo elevado e a questões de aceitabilidade por parte dos pacientes, daí a popularidade dos dispositivos de diagnóstico portáteis que surgiram como uma alternativa à PSG acreditada (Quadro XI).

Tabela III: Diferentes métodos de diagnóstico do bruxismo

DIAGNÓSTICO DO BRUXISMO			
Questionário médico	Exame clínico	Avaliação instrumental	
Auto-questionário e entrevista/entrevista com o doente : -Avaliação dos hábitos da vida, parafunções... -Destaque sinais, sintomas...	-Desgaste dentário -Fissuras, fracturas -Tecido mole: linha de mordida, língua... -Palpação muscular: hipertrofia masséteres -Tecidos periodontais: reabsorção canal radicular, exostose óssea, -Mobilidade dentária -Sensibilidade dentária -DVO -Oclusão	Dispositivos portáteis de diagnóstico de bruxismo	POLISSONOGRAFIA (PSG)
		Dispositivos de registo cuidados ambulatórios : BiteStrip®, Brindgrinder®, Bruxoff®, BruxChecker®, Bruxcore Bruxismo- Dispositivo de Monitorização (BBMD), Detetor de força intra-slint (ISFD) ...	A realizar em Hospital (normalmente apenas para fins de investigação)

Duas meta-análises recentes avaliaram a validade dos questionários, da avaliação clínica e dos dispositivos de diagnóstico portáteis em relação à NHP. Mostraram que os dispositivos de diagnóstico portáteis eram os mais fiáveis de todos os métodos avaliados. Consequentemente, os dispositivos de diagnóstico portáteis parecem oferecer um meio conveniente e fiável de diagnosticar o bruxismo. A vantagem destes sistemas portáteis de registo EMG é o facto de serem baratos e poderem ser utilizados pelo próprio paciente. No entanto, como algumas análises são distorcidas por outras actividades do aparelho manducatório (tosse, deglutição, movimento dos lábios, etc.), a precisão dos resultados destes meios é por vezes inferior à da PSG realizada no laboratório do sono (97).

Mesmo com estes resultados encorajadores destes modelos de tecnologias de diagnóstico de bruxismo assistido por IA, continua a ser imperativo validar a sua capacidade e garantir a sua fiabilidade através de dados externos adequados recolhidos por outros centros dentários. A investigação futura sobre o diagnóstico assistido por IA tem como objetivo não só detetar precocemente o bruxismo, mas também proporcionar tratamento. Os dispositivos recentemente concebidos procuram não só um diagnóstico precoce individual, mas também um tratamento personalizado.

Conclusão

A IA aumentou notavelmente a sua presença e importância numa vasta gama de sectores, incluindo a medicina dentária (98). Pode imitar a inteligência humana para fazer previsões e tomar medidas.
decisões complexas em matéria de cuidados de saúde, como a avaliação do bruxismo (84). De facto, o diagnóstico do bruxismo continua a ser um desafio, apesar dos vários meios habitualmente utilizados. Até agora, o tamanho e o desconforto impostos pelos dispositivos de registo dos movimentos mandibulares têm sido uma limitação importante para a monitorização do bruxismo num ambiente doméstico normal. Os modelos de IA, como as redes neurais convolucionais e/ou as redes neurais artificiais, têm mostrado uma variedade de aplicações neste domínio. As recentes inovações tecnológicas não invasivas e fáceis de utilizar tornaram possível armazenar continuamente dados sobre as pressões MM e dento-dentárias utilizando algoritmos de inteligência artificial (IA) (por exemplo, algoritmos de aprendizagem profunda). Este avanço tecnológico, apoiado por análises de inteligência artificial, permite a recolha das informações necessárias de forma precisa e bem organizada. Além disso, dados preliminares demonstraram a viabilidade destas tecnologias para a avaliação EMG-MMA do bruxismo. Estão a ser desenvolvidos métodos de inteligência artificial (IA) para automatizar e melhorar a avaliação dos movimentos dos maxilares para caraterizar episódios de bruxismo.
As futuras aplicações desta tecnologia foram consideradas não só para
em relação ao prognóstico e ao diagnóstico precoce do bruxismo, mas também à programação de cuidados individuais e personalizados para os pacientes.
No que diz respeito ao bruxismo: em termos de deteção, avaliação e previsão de uma possível evolução, a IA demonstrou exatidão e precisão. A IA pode

ajudar a avançar não só no diagnóstico, mas também a terapia, o que pode melhorar os resultados do tratamento do bruxismo. No entanto, antes de os modelos de IA poderem ser integrados nas operações clínicas de rotina, continua a ser importante certificar a sua relação custo-eficácia, fiabilidade e aplicabilidade.

Apesar dos resultados promissores destes modelos de IA apresentados, é ainda necessário verificar a sua generalização e fiabilidade utilizando dados externos apropriados obtidos de pacientes recentemente inscritos ou acumulados noutras instituições dentárias. Os objectivos futuros da investigação em IA para quantificar o bruxismo não são apenas elevar o desempenho dos modelos de IA a níveis especializados, mas também detectá-lo antes do início das suas principais consequências.

Referências

1. Agrawal P, Nikhade P. Artificial Intelligence in Dentistry: Past, Present, and Future. Cureus [Internet]. 28 juill 2022 [cité 24 févr 2024]; Disponível em: https://www.cureus.com/articles/104972-artificial-intelligence-in-dentistry-past-present-and-future

2. Zhu J, Chen Z, Zhao J, Yu Y, Li X, Shi K, et al. Inteligência artificial no diagnóstico de doenças dentárias em radiografias panorâmicas: um estudo preliminar. BMC Oral Health. 3 juin 2023;23(1):358.

3 . Schwendicke F, Samek W, Krois J. Artificial Intelligence in Dentistry: Chances and Challenges. J Dent Res. juill 2020;99(7):769-74.

4. Guillot M, Jungo S, Maniere A, Laplanche O, Tillier Y, Ehrmann E. Diagnóstico e tratamento do bruxismo: avaliação das práticas clínicas em França. CRANIO®. 3 set 2021;39(5):412-23.

5. Casett E, Réus JC, Stuginski-Barbosa J, Porporatti AL, Carra MC, Peres MA, et al. Validade de diferentes ferramentas para avaliar o bruxismo do sono: uma meta-análise. J of Oral Rehabilitation. set 2017;44(9):722-34.

6. Pigozzi L, Rehm D, Fagondes S, Pellizzer E, Grossi M. Métodos actuais de diagnóstico do bruxismo: Uma breve comunicação. Int J Prosthodont. mai 2019;32(3):263-4.

7. Manfredini D, Ahlberg J, Aarab G, Bender S, Bracci A, Cistulli PA, et al. Ferramenta Padronizada para a Avaliação do Bruxismo. J of Oral Rehabilitation. janv 2024;51(1):29-58.

8. D. KP, Swaminathan AA, D. AP. UMA REVISÃO DOS CONCEITOS ACTUAIS EM BRUXISMO - DIAGNÓSTICO E GESTÃO. Journal of Health and Allied Sciences NU. déc 2014;04(04):129-36.

9. Manfredini D, Serra-Negra J, Carboncini F, Lobbezoo F. Conceitos actuais de bruxismo. Int J Prosthodont. set 2017;30(5):437-8.

10. Koyano K, Tsukiyama Y, Ichiki R, Kuwata T. Avaliação do bruxismo na clínica. J Oral Rehabil. juill 2008;35(7):495-508.

11. JEAN-FRANÇOISJEAN-FRANÇOIS LALUQUE, EMMANUELd'INCAU,, DANIEL BROCARD. Toothwear andbruxisms inadult s. PART ONE. 2013.

12. Lobbezoo F, Ahlberg J, Glaros AG, Kato T, Koyano K, Lavigne GJ, et al. Bruxismo definido e classificado: um consenso internacional. J Oral Rehabil. janv 2013;40(1):2-4.

13. Lobbezoo F, Ahlberg J, Raphael KG, Wetselaar P, Glaros AG, Kato T, et al. International consensus on the assessment of bruxism: Relatório de um trabalho em curso. J Oral Rehabil. nov 2018;45(11):837-44.

14. Álvarez AM, Cruz AB, Lantada AD, Morgado PL, Cepeda PLC, Herranz RG. Diagnóstico de Bruxismo Baseado em Sensores Piezoeléctricos Poliméricos e Comunicação Remota.

15. Oliveira JMDD, Pauletto P, Massignan C, D'Souza N, Gonçalves DADG, Flores-Mir C, et al. Prevalência de bruxismo acordado: Uma revisão sistemática. Journal of Dentistry. nov 2023;138:104715.

16. Wetselaar P, Vermaire E (J. H), Lobbezoo F, Schuller AA. A prevalência de bruxismo acordado e bruxismo do sono na população adulta holandesa. J of Oral Rehabilitation. juill 2019;46(7):617-23.

17. Gérard Duminil, Jean-Daniel Orthlieb. le bruxisme tout simplement.

18. Wetselaar P, Vermaire EJH, Lobbezoo F, Schuller AA. The prevalence of awake bruxism and sleep bruxism in the Dutch adolescent population. J of Oral Rehabilitation. févr 2021;48(2):143-9.

19. Manfredini D, Winocur E, Guarda-Nardini L, Paesani D, Lobbezoo F. Epidemiology of Bruxism in Adults: A Systematic Review of the Literature. J Orofac Pain. 2013;27(2):99-110.

20. Serra-Negra JM, Lobbezoo F, Martins CC, Stellini E, Manfredini D. Prevalência de bruxismo do sono e bruxismo acordado em diferentes perfis de cronotipo: Hipótese de associação. Medical Hypotheses. avr 2017;101:55-8.

21. Lavigne GJ, Khoury S, Abe S, Yamaguchi T, Raphael K. Bruxism physiology and pathology: an overview for clinicians. J Oral Rehabil. juill 2008;35(7):476-94.

22. Ella B, Ghorayeb I, Burbaud P, Guehl D. Bruxism in Movement Disorders: A Comprehensive Review. Journal of Prosthodontics. outubro de 2017;26(7):599-605.

23. Launay Y, Zitouni N. Le bruxisme est-il une complication de la déglutition atypique ? Atual Odonto-Stomatol. sept 2014;(269):22-6.

24. Dr. Emmanuel d'INCAU, Dr. Laurie PEYSSON. Bruxisme et SAHOS : Attitudes pratiques.

25. Boscato N, Nascimento GG, Leite FRM, Horta BL, Svensson P, Demarco FF. Papel dos fatores oclusais no provável bruxismo e dor orofacial: Dados do estudo de coorte de nascimentos de Pelotas de 1982. Journal of Dentistry. out 2021;113:103788.

26. Chattrattrai T, Blanken TF, Lobbezoo F, Su N, Aarab G, Van Someren EJW. Uma análise de rede do bruxismo do sono auto-relatado no registo do sono dos Países Baixos: as suas associações com a insónia e vários factores demográficos, psicológicos e de estilo de vida. Sleep Medicine. mai 2022;93:63-70.

27. Bulanda S, Ilczuk-Rypuła D, Nitecka-Buchta A, Nowak Z, Baron S, Postek-Stefańska L. Bruxismo do sono em crianças: Etiologia, diagnóstico e tratamento - uma revisão da literatura. IJERPH. 10 de setembro de 2021;18(18):9544.

28. Van Selms MKA, Visscher CM, Naeije M, Lobbezoo F. Bruxism and associated factors among D utch adolescents. Comm Dent Oral Epid. août 2013;41(4):353-63.

29. Bou Khalil R, Richa S. Bruxisme induit par les psychotropes : mise au point. Annales Médico-psychologiques, revue psychiatrique. avr 2012;170(3):169-73.

30. Firmani M, Reyes M, Becerra N, Flores G, Weitzman M, Espinosa P. Bruxismo de sueño en niños y adolescentes. Revista Chilena de Pediatría. sept 2015;86(5):373-9.

31. Alajbeg IZ, Zuvela A, Tarle Z. Factores de risco para o bruxismo entre os funcionários da marinha croata. J of Oral Rehabilitation. setembro de 2012;39(9):668-76.

32. Cruz-Fierro N, Martï¿½nez-Fierro M, Cerda-Flores R, Gï¿½mez-Govea M, Delgado-Enciso I, Martï¿½nez-De-Villarreal L, et al. The phenotype, psychotype and genotype of bruxism. biom rep [Internet]. 15 janv 2018 [cité 25 févr 2024]; Disponível em: http://www.spandidos-publications.com/10.3892/br.2018.1041

33. Abe Y, Suganuma T, Ishii M, Yamamoto G, Gunji T, Clark GT, et al. Associação de factores genéticos, psicológicos e comportamentais com o bruxismo do sono numa população japonesa. Journal of Sleep Research. juin 2012;21(3):289-96.

34. Bayar GR, Tutuncu R, Acikel C. Perfil psicopatológico de pacientes com diferentes formas de bruxismo. Clin Oral Invest. févr 2012;16(1):305-11.

35. Khoury S. Etude des variations respiratoires associées à une activité rythmique des muscles de la mastication durant le bruxisme du sommeil.

36. Alicia Ommerborn M, Giraki M, Schneider C, Michael Fuck L, Handschel J, Franz M, et al. Efeitos do bruxismo do sono em parâmetros funcionais e oclusais: uma investigação prospetiva controlada. Int J Oral Sci. sept 2012;4(3):141-5.

37 . De Holanda TA, Castagno CD, Barbon FJ, Costa YM, Goettems ML, Boscato N. Arquitetura do sono e fatores associados ao diagnóstico de bruxismo do sono por meio de registros polissonográficos: Um estudo caso-controle. Arquivos de Biologia Oral. avr 2020;112:104685.

38. Lara James. Bruxismo: O problema da moagem. 2023 outubro 2.

39. Slavicek A, Slavicek F, Furlini N, Nafigina K, Slavicek G. Quantitative and Qualitative Brux checker Analyses: Comparison Number and Size of Tooth Contact Areas in Sleep and Awake Bruxism. 5(4).

40. Bernard CHAPOTAT, Jian-Sheng LIN, Olivier ROBIN, Michel JOUVET. Bruxisme du sommeil : aspects fondamentaux et cliniques.

41. Saulue P, Carra MC, Laluque JF, d'Incau E. Comprendre les bruxismes chez l'enfant et l'adolescent. International Orthodontics. déc 2015;13(4):489-506.

42. McAuliffe, Dr. Padraig. types of bruxism. juill 2012;

43. Lobbezoo F, Aarab G, Ahlers MO, Baad-Hansen L, Bernhardt O, Castrillon EE, et al. Orientações clínicas baseadas em consenso para eletromiografia ambulatória e estimulação eléctrica contingente no bruxismo do sono. J of Oral Rehabilitation. févr 2020;47(2):164-9.

44. Melo G, Duarte J, Pauletto P, Porporatti AL, Stuginski-Barbosa J, Winocur E, et al. Bruxismo: An umbrella review of systematic reviews. J of Oral Rehabilitation. juill 2019;46(7):666-90.

45. Mazzeo N, Colburn SW, Ehrlich AD, Johnson JF, Maye JP, Schmidt J, et al. Diagnóstico comórbido, sono, dor e inventários psicométricos comparando a dor orofacial e populações de dentistas em geral. Oral

Surgery, Oral Medicine, Oral Pathology, Oral Radiology, and Endodontology. avr 2005;99(4):440.

46. Puech PF. [Abrasão dentária em antropologia. Estudo por meio de moldes]. Rev Odontostomatol (Paris). 1977;6(1):51-6.

47. Mengatto CM, Coelho-de-Souza FH, de Souza Junior OB. Bruxismo do sono: desafios e soluções restauradoras. Clin Cosmet Investig Dent. 2016;8:71-7.

48. Ouni I, Mansour L, Trabelsi M. Como interpretar uma faceta de atrito no canino superior?

49. Shetty S, Pitti V, Satish Babu CL, Surendra Kumar GP, Deepthi BC. Bruxism: A Literature Review. J Indian Prosthodont Soc. sept 2010;10(3):141-8.

50. Karimi Z, Chala S, Nassri S, Sakout M, Abdallaoui F. Les dégénérescences calciques pulpaires et leur impact sur la qualité du traitement endodontique : étude radiographique. Atual Odonto-Stomatol. juill 2016;(277):4.

51. Mizutani S, Ekuni D, Tomofuji T, Azuma T, Irie K, Machida T, et al. Factores relacionados com a formação de sulcos na mucosa bucal em estudantes universitários. Ata Odontologica Scandinavica. janv 2014;72(1):58-63.

52. Marins BDR, Pramiu SE, Busato MCA, Marchi LC, Togashi AY. Avaliação peri-implantar de implantes osseointegrados submetidos a forças ortodônticas: resultados após três anos de carga funcional. Dental Press J Orthod. avr 2016;21(2):73-80.

53. E.d'INCAU, J.-A. MICOULAUD-FRANCHI, D. BROCARD, J.-F. LALUQUE. Validité du diagnostic du bruxisme du sommeil.

54. Gilles Pham. FOCUS CLINIC Bruxisme : Compreender melhor para tratar melhor.

55 . Ramesh Balasubramaniam, Daniel Paesani. Contemporary Oral Medicine.

56. Sona J. Lal, Abdulghani Sankari, Kurt K. Weber, DDS. Gestão do Bruxismo. StatPearls Publishing; 2024.

57. Marpaung C, Kusnadi Y, Pragustine Y. Sinais intra e extra-orais de provável bruxismo (Scoping Review). J Indones Dent Assoc. 17 mai 2022;5(1):49.

58. Yoshinaka M, Ikebe K, Furuya-Yoshinaka M, Maeda Y. Prevalência de torus mandibularis num grupo de idosos japoneses e a sua relação com a força oclusal. Gerodontology. juin 2014;31(2):117-22.

59 . Luis Gabriel L, Melissa V, Johana R, Efrain L. Gestão do Bruxismo: A Comprehensive Review. Clin Med Rev Case Rep [Internet]. 31 août 2020 [cité 4 janv 2023];7(8). Disponível em: https://www.clinmedjournals.org/articles/cmrcr/clinical-medical-reviews-and-case-reports-cmrcr-7-316.php?jid=cmrcr

60. Ella B, Guillaud E, Langbour N, Guehl D, Burbaud P. Prevalência de Bruxismo em Pacientes com Espasmo Hemifacial. Journal of Prosthodontics. juin 2017;26(4):280-3.

61. Rudzińska M, Wójcik M, Szczudlik A. Espasmo hemifacial não-motor e sintomas relacionados com o motor e sua resposta à terapia com toxina botulínica. J Neural Transm. juin 2010;117(6):765-72.

62. Manfredini D, Lobbezoo F. Relationship between bruxism and temporomandibular disorders: a systematic review of literature from 1998 to 2008. Oral Surgery, Oral Medicine, Oral Pathology, Oral Radiology, and Endodontology. juin 2010;109(6):e26-50.

63. Orthlieb JD, Ré JP, Jeany M, Giraudeau A. Articulation temporo-mandibulaire, occlusion et bruxisme. Revue de Stomatologie, de Chirurgie Maxillo-faciale et de Chirurgie Orale. sept 2016;117(4):207-11.

64. Chandwani B, Ceneviz C, Mehta N, Scrivani S. Incidência de bruxismo na população com DTM. N Y State Dent J. 2011;77(5):54-7.

65. Lachiche et Bonafe. OS DISTÚRBIOS TEMPORO-MANDIBULARES: DEMARCHE CLINIQUE ET DIAGNOSTIQUE. 2005.

66. Chikhani L, Dichamp J. Bruxisme, syndrome algodysfonctionnel des articulations temporo-mandibulaires et toxine botulique. Annales de Réadaptation et de Médecine Physique. juill 2003;46(6):333-7.

67. Wijaya Y, Himawan LS, Odang RW. Occlusal Grinding Pattern during Sleep Bruxism and Temporomandibular Disorder. J Dent Indones

[Internet]. 22 sept 2013 [cité 25 févr 2024];20(2). Disponível em: http://www.jdentistry.ui.ac.id/index.php/JDI/article/view/149

68. Singh V, Satish K, Singh S, Singh S. 10. Diagnosis and Management of the Bruxism A Conceptual Review. Jornal de Pesquisa Avançada em Ciências Médicas e Odontológicas. 2014;2(3).

69. Ellement JK, Virues-Ortega J, Boris A. Eletromiografia do bruxismo diurno durante a avaliação e o tratamento. Jnl of Applied Behav Analysis. sept 2021;54(4):1652-66.

70. Picos A, Lasserre JF, Chisnoiu AM, Berar AM, D'Incau E, Picos AM, et al. Factores associados a erosões dentárias na doença de refluxo gastroesofágico: um estudo transversal em pacientes com azia. Relatórios de Medicina e Farmácia [Internet]. 11 déc 2019 [cité 25 févr 2024]; Disponible sur: https://medpharmareports.com/index.php/mpr/article/view/1332

71. Paul Saulue, Emmanuel d'Incau, Jean-François Laluque, Maria-Clotilde carra. ODONTOLOGIE PÉDIATRIQUE: usures liées àl'éro sion etaux bruxismes chez l'enfant et l'adolescent. Fé Vrier20 14.

72. Werguet M. LES EROSIONS DENTAIRES.

73. Miyawaki S, Tanimoto Y, Araki Y, Katayama A, Fujii A, Takano-Yamamoto T. Association Between Noturnal Bruxism and Gastroesophageal Reflux. Sleep. oct 2003;26(7):888-92.

74. Ding H, Wu J, Zhao W, Matinlinna JP, Burrow MF, Tsoi JKH. Artificial intelligence in dentistry-A review. Front Dent Med. 20 févr 2023;4:1085251.

75. Castroflorio T, Deregibus A, Bargellini A, Debernardi C, Manfredini D. Deteção do bruxismo do sono: comparação entre um holter portátil electromiográfico e eletrocardiográfico e a polissonografia. J of Oral Rehabilitation. mars 2014;41(3):163-9.

76. Manfredini D, Ahlberg J, Castroflorio T, Poggio CE, Guarda-Nardini L, Lobbezoo F. Diagnostic accuracy of portable instrumental devices to measure sleep bruxism: a systematic literature review of polysomnographic studies. J of Oral Rehabilitation. nov 2014;41(11):836-42.

77 . Gao J, Liu L, Gao P, Zheng Y, Hou W, Wang J. Tala inteligente de estabilização da oclusão com sistema de sensor de stress para diagnóstico e tratamento do bruxismo. Sensors. 22 déc 2019;20(1):89.

78. Greven M. The use of the BruxChecker in the evaluation and treatment of bruxism Beurteilung und Therapie des Bruxismus mit dem BruxChecker.

79 . Saczuk K, Lapinska B, Wilmont P, Pawlak L, Lukomska-Szymanska M. The Bruxoff Device as a Screening Method for Sleep Bruxism in Dental Practice. JCM. 28 juin 2019;8(7):930.

80. Tolley ER. A eficácia do BiteStrip na determinação da consciência dos pacientes sobre o bruxismo noturno.

81. Isa Kara M, Ertaş ET, Ozen E, Atıcı M, Aksoy S, Erdogan MS, et al. Análise BiteStrip do efeito da fluoxetina e da paroxetina no bruxismo do sono. Arquivos de Biologia Oral. août 2017;80:69-74.

82 . Needham R, Davies SJ. Utilização do dispositivo Grindcare® na gestão do bruxismo noturno: um estudo piloto. Br Dent J. juill 2013;215(1):E1-E1.

83. Chate RA. Resumo de: Uso do dispositivo Grindcare® no manejo do bruxismo noturno: um estudo piloto. Br Dent J. juill 2013;215(1):24-5.

84. Martinot JB, Le-Dong NN, Cuthbert V, Denison S, Gozal D, Lavigne G, et al. Artificial Intelligence Analysis of Mandibular Movements Enables Accurate Detection of Phasic Sleep Bruxism in OSA Patients: Um estudo piloto. NSS. août 2021;Volume 13:1449-59.

85. Benoit Martinot J, Le-Dong N, Crespeigne E, Cuthbert V, Denison S, Pepin JL. Le bruxisme peut être repéré pendant le sommeil par l'analyse automatique des seuls mouvements mandibulaires. Médecine du Sommeil. mars 2020;17(1):68.

86. Orhan K, Yazici G, Kolsuz ME, Kafa N, Bayrakdar IS, Çelik Ö. Uma Abordagem Hipotética de Inteligência Artificial para Segmentação do Músculo Masseter na Ultrassonografia em Pacientes com Bruxismo. Jornal de Pesquisa Oral Avançada. nov 2021;12(2):206-13.

87. Kim JH, McAuliffe P, O'Connell B, Diamond D, Lau KT. Desenvolvimento de um dispositivo de monitorização do bruxismo sem fios baseado num compósito de polímero sensível à pressão. Sensors and Actuators A: Physical. outubro de 2010;163(2):486-92.

88. Jung Ho Kim, Padraig McAuliffe, Brian O'Connel. Development_of_a_wireless_autonomous_bru.pdf.

89. Sonmezocak T, Kurt S. Detection of EMG Signals by Neural Networks Using Autoregression and Wavelet Entropy for Bruxism Diagnosis. ELEKTRON ELEKTROTECH. 29 avr 2021;27(2):11-21.

90. Bin Heyat MB, Akhtar F, Khan A, Noor A, Benjdira B, Qamar Y, et al. A Novel Hybrid Machine Learning Classification for the Detection of Bruxism Patients Using Physiological Signals. Ciências Aplicadas. 22 de outubro de 2020;10(21):7410.

91. Ommerborn MA, Walentek N, Bergmann N, Franken M, Gotter A, Schäfer R. Validação de um novo método de diagnóstico para quantificação da atividade do bruxismo do sono. Clin Oral Invest. juin 2022;26(6):4351-9.

92. Kordula Kruber. Diabrux - Dispositivo e software de avaliação totalmente automatizado para o diagnóstico quantitativo do bruxismo do sono.

93. Michiel Allessie. AltexSoft & Bruxlab: Empregando o estado da arte da aprendizagem automática e da ciência de dados para diagnosticar e combater o bruxismo.

94. De Saint-Affrique D. Intelligence artificielle et médecine : quelles règles éthiques et juridiques pour une IA responsable ? Médecine & Droit. févr 2022;2022(172):5-7.

95 . Christophe Abrassart, Yoshua Bengio, Guillaume Chicoisne. Montreal_Declaration_for_a_Responsible_Development_of_Artificial_Intelligence_2018.pdf.

96. Haraki S, Tsujisaka A, Toyota R, Shiraishi Y, Adachi H, Ishigaki S, et al. O efeito da primeira noite no diagnóstico polissonográfico do bruxismo do sono varia entre jovens com diferentes graus de atividade muscular mastigatória rítmica. Medicina do Sono. nov 2020;75:395-400.

97. S G, A DW, Nhj C, Si K. Ferramentas de Diagnóstico e Estratégias de Gestão utilizadas por Dentistas Especializados e Fisioterapeutas para Pacientes com Bruxismo: um Procedimento Delphi. Int J Dent Oral Health [Internet]. 2018 [cité 24 févr 2024];4(3). Disponível em: https://www.sciforschenonline.org/journals/dentistry/IJDOH-4-262.php

98 . Schwendicke F, Krois J. Data Dentistry: Como os dados estão mudando os cuidados clínicos e a pesquisa. J Dent Res. janv 2022;101(1):21-9.

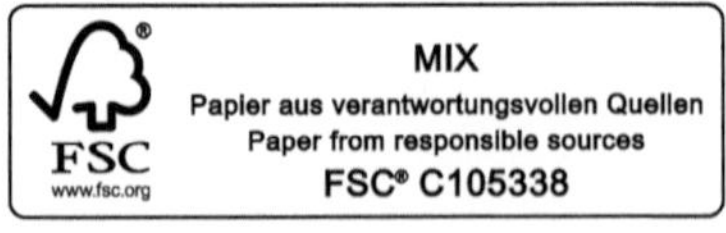

Printed by Books on Demand GmbH, Norderstedt / Germany